机能学实验教程

Jinengxue Shiyan Jiaocheng

（第2版）

主　审　李耀华　周　萍　徐　立
主　编　秦　燕　苏　娟　赵　贝
副主编　田新雁　胡亚荣
编　者（以姓氏笔画为序）

王　茜	昆明医科大学	田昆仑	大理大学
田新雁	大理大学	苏　娟	大理大学
李　娟	大理大学	何夏萍	大理大学
陆　丽	大理大学	周　萍	大理大学
周　敏	大理大学	赵　贝	大理大学
赵　跃	大理大学	胡亚荣	大理大学
钮荣祥	大理大学	秦　燕	大理大学
黄　武	四川大学	黄晓宾	大理大学
董毅龙	云南大学		

中国教育出版传媒集团

高等教育出版社·北京

内容简介

《机能学实验教程》（第2版）共十章，包括机能学实验基础知识，神经、肌肉实验，血液系统实验，循环系统实验，呼吸系统实验，消化系统实验，泌尿系统实验，人体机能实验概述，人体机能实验，以及实验研究。本书以器官系统为主线编排实验内容，注重基础性实验，同时还融入了大量综合性、设计性实验，突出知识的应用性、与临床的衔接和对未知探究的初步能力，大大丰富了实验内涵。每个实验包括课前思考、实验目的、实验原理、实验对象、实验材料、实验内容、注意事项、讨论和知识拓展，每章后附自测题，能有效指导学生进行课前、课中和课后的学习，对学生学习全过程均有较大帮助。本书与时俱进囊括了人体机能学实验内容，让学生在实验中亲身体验各种感觉和感受，促进基础与临床的早期衔接，实现专业教育与人文教育的有机融合。

本书主要是面向高等医药院校临床医学、医学影像学、预防医学、药学、医学检验技术、护理、康复治疗学等专业本科生的机能学实验教材，也可作为硕士研究生和相关研究人员的参考书。

图书在版编目（CIP）数据

机能学实验教程 / 秦燕，苏娟，赵贝主编 . --2 版 .-- 北京：高等教育出版社，2023.11

ISBN 978-7-04-060808-3

Ⅰ. ①机… Ⅱ. ①秦… ②苏… ③赵… Ⅲ. ①机能（生物）- 人体生理学 - 实验 - 医学院校 - 教材

Ⅳ. ① R33-33

中国国家版本馆 CIP 数据核字（2023）第 122558 号

策划编辑　瞿德竑	责任编辑　瞿德竑	特约编辑　李远骋	封面设计　张　楠
责任印制　沈心怡			

出版发行	高等教育出版社	网　　址	http://www.hep.edu.cn	
社　　址	北京市西城区德外大街4号		http://www.hep.com.cn	
邮政编码	100120	网上订购	http://www.hepmall.com.cn	
印　　刷	辽宁虎驰科技传媒有限公司		http://www.hepmall.com	
开　　本	787mm×1092mm　1/16		http://www.hepmall.cn	
印　　张	12.25	版　　次	2013 年 1 月第 1 版	
字　　数	280 千字		2023 年 11 月第 2 版	
购书热线	010-58581118	印　　次	2023 年 11 月第 1 次印刷	
咨询电话	400-810-0598	定　　价	28.00元	

新形态教材·数字课程（基础版）

机能学实验教程

（第2版）

主编　秦燕　苏娟　赵贝

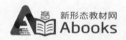

新形态教材网 Abooks

关于我们 | 联系我们　　登录/注册

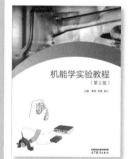

机能学实验教程（第2版）

秦燕　苏娟　赵贝

开始学习　　收藏

　　机能学实验教程（第2版）数字课程与纸质教材一体化设计，紧密配合。数字课程资源包括自测题、设计性实验范例等，在提升课程教学效果的同时，为学生学习提供思维与探索的空间。

http://abooks.hep.com.cn/60808

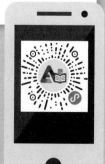

前　言 ◀

医学实验课是临床医学教育的重要组成部分，对医学生职业素质的养成和后续专业课程的学习有很大影响。在医教协同背景下，不断完善中国特色规范化医学培养模式、全面提升医学人才培养质量的改革需求下，实验教学不再是理论教学的辅助和补充，而逐步蜕变发展为可以极大提升医学生实践能力的系统化课程体系。其中机能学实验就是实验教学改革的成果，作为一门独立的医学必修课程，成为基础医学与临床医学的桥梁。

机能学实验以生理学、病理生理学和药理学等学科的理论为基础，以整体动物和离体器官、组织为主要实验对象，研究机体各种生理活动及规律、病理生理改变、药物与机体的相互作用及规律等，是一门多学科整合性的实验课程。机能学实验的内容包括基础实验、综合性实验、设计性实验、开放性实验、虚拟仿真实验、人体功能实验等，内容丰富而翔实，系统而全面，不仅注重基本理论、基本知识的传授，更注重学科间知识的交叉融合，从整合观念出发，着眼于学生综合能力的全面培养。该课程的学习为学生搭建了一个理论联系实际、大胆进行实践操作和积极探索未知的平台，让学生了解基础医学实验的基本规律、掌握医学实验的基本理论和基本技能，培养其科学的思维能力和创新能力，实现知识传授、能力培养、思维创新的教学目标。

本书的编写人员均为长期从事机能学实验教学和科研的一线中青年骨干教师和资深研究人员，他们在教学方面积累了丰富的经验，对基础医学研究也具有浓厚的兴趣，同时也是机能学实验的改革者和倡导者。在"减少、替代、优化"3R 原则下，本书增加了"人体机能实验"的内容，让学生作为健康实验志愿者亲身参与实验过程，亲自体验和感受人体机能的变化，以更加贴近临床的方式加深对理论知识的理解和应用，从而有效促进基础与临床的有机衔接，实践"早临床"。

本书的编者在编写过程中都非常努力，但由于编写和修订时间仓促，书中难免有不足和疏漏之处，恳请广大师生及读者在实际使用过程中提出意见，以便再版时进一步完善。

　　最后，感谢学校各级领导在教材编写过程中给予的指导、关心和支持，感谢成都泰盟公司为本教材编写提供的丰富实验素材资料，感谢陈吉昌先生等在图片处理中给予的无私帮助。

秦　燕　苏　娟　赵　贝

2023 年 3 月

目 录

第一章

机能学实验基础知识

　　机能学实验是一门研究机体正常机能、疾病发生机制和药物作用机制及规律的实验性课程。它将生理学、病理生理学、药理学等多门医学课程的实验教学内容进行有机整合，强调学科之间的交叉融合，重视新技术的应用，并注重学生创新能力、科研思维能力和动手能力的培养。机能学实验通常以活体为实验对象，观察机体各种生理活动并研究机体活动规律、病理生理改变、药物与机体的相互作用及作用机制，为医学生奠定坚实的临床前实践能力基础。近年来随着机能学实验内容的拓展，人体机能实验走进课堂，让医学生有更多机会了解人体机能活动的奥秘，增强医学生对生命活动的体验感和认同感。

第一节　机能学实验概述

Section I　An overview of functional experiments

一、机能学实验的目的、特点和要求

（一）机能学实验的目的

　　通过实验教学让学生掌握机能学实验的基本理论、基本知识和基本技能，加深对知识的理解、融合和应用；培养学生科学研究的基本素质，实事求是的科学作风；培养学生独立思考和观察、分析、解决问题的综合能力。同时，通过学习实验课程中的新技术、新方法，使学生了解机能学实验方法的更新和发展方向，启发学生在机能学实验研究中的创新思维，为培养学生的科研思维和科研能力奠定良好基础。

（二）机能学实验的特点

　　1. 实验对象均为活体　　只有活的机体才能表现生命现象和生命活动，所以机能学实验的对象都是活体，如记录正常人体的功能活动，记录整体动物的血压、呼吸运动，以及用有活性的离体器官或组织进行实验等。故实验中应小心、规范地操作，尽量保证人体或动物处于舒适状态或标本处于最佳的活性状态。

　　2. 影响因素诸多　　动物的机能状态、实验操作及条件、药物和试剂等均可影响实验结果，加之许多生理现象在实验过程中稍纵即逝，故需仔细观察、翔实记录，通过分析实验结果推断出实验结论。

　　3. 要求规范操作　　机能学实验中所使用的仪器及器材多，性能复杂，加之动物手术有一定的难度，所以要求实验者严格按有关规程进行操作。同时要学会不断总结经验，提高操作技能。

4. 要求团队协作 机能学实验需要进行试剂配制、仪器操作、动物手术等多个操作环节，因此需要团队成员具有团队精神，具备良好的互助协作能力，这样才能保证实验的顺利完成。

（三）机能学实验课的要求

为达到机能学实验课的目的，在实验前、实验中和实验后应分别按照以下要求进行。

1. 实验前

（1）预习实验内容，了解实验的目的、原理、要求及实验步骤和仪器操作流程。

（2）结合实验内容，准备相关的理论知识，力求在实验观察中具备提出问题、分析问题、解决问题的能力，提高实验课的学习效果。

（3）对预期的实验结果进行思考，初步拟出分析讨论的发言提纲。

（4）检查实验器材和药品是否齐全，做好小组成员的分工。

2. 实验中

（1）遵守实验室守则和实验课纪律。

（2）按照实验步骤认真进行实验，培养互助互促协作的团队精神。

（3）保持实验器材摆放有序、稳当，保持实验室安静，不要高声讨论问题，以免影响他人实验。

（4）养成严肃的科学态度，认真观察实验中发生的现象和出现的结果并积极思考。真实客观地记录实验结果，加上必要的文字注释，同时辅以绘制图形或曲线进行分析。实验中的每项结果都应及时记录，必要时可进行描记、拍摄等，不可单凭记忆，以免发生遗漏或错误，更不可随意修改。

（5）对实验中取得的结果应考虑：①取得了什么结果？②为什么出现这种结果？③这种结果有什么意义？④出现非预期结果的可能原因是什么？

3. 实验后

（1）关闭仪器，整理实验台，清洗器械，同时交还借用的器械。如果器械有损坏或缺失，应立即报告带教教师。

（2）动物尸体、标本、废弃物品应放到指定地点，不得随意丢弃。严禁将垃圾倒入水池中，以免堵塞排水管。某些试剂或药品可能有毒，或混合后会产生某种毒性，或可能会污染环境，应听从带教教师的安排进行适当存放或必要的处理，严禁乱放乱弃。牢固树立自身安全和保护环境的意识。

（3）做好实验室的清洁卫生工作，离开实验室前应关闭水、电、门、窗。

（4）整理实验结果并认真撰写实验报告，按时上交带教教师评阅。实验报告中应尽可能使用原始结果，若原始记录图只有一份，可采用复印等办法加以解决。实验报告的书写是培养科学思维和严谨求实科学作风的一种途径，应认真对待，反复推敲，不断提高实验报告的写作技巧和水平。

二、机能学实验室守则

1. 进入实验室前，应充分预习将要进行实验的实验内容及涉及的相关理论知识，明确本次实验的目的、步骤和注意事项。

2. 遵守学习纪律，准时到达实验室并穿好白大褂。实验中因故外出或早退应向带教教师请假。

3. 严肃认真地完成实验，不得进行任何与实验无关的活动。保持实验室安静，讲话要低声，以免影响他人实验。

4. 树立高度的安全意识，实验时要防止触电、电器短路，防火，防止漏水，防止实验试剂、药品倾倒。

5. 实验室内各组仪器和器材由各组自己使用，不得与别组调换，以免混乱。如遇仪器损坏或机器故障，应报告带教教师或实验室技术人员，以便及时修理或更换，不得自行处理。

6. 爱惜公共财物，节约使用各种实验耗材和用品。

7. 关爱和善待实验动物，手术中尽可能减轻动物疼痛，实验结束后按要求处死动物。如术中动物意外死亡，须经带教教师同意方能补领实验动物。

8. 实验室为特殊场所，私人物品不得带进实验室。

9. 实验结束后，清洁实验器材和实验台面，动物尸体、锐器、废弃物品等放置到指定地点，不得擅自带出或随意丢弃。

三、实验报告的书写

实验报告是对实验的总结，是表达实验研究成果的一种形式。书写实验报告是一项重要的基本技能训练，是学习书写论文的基础。通过书写实验报告，可以熟悉撰写科研论文的基本格式，学会制表绘图的方法；学习如何运用有关理论知识和查阅相关文献资料，对实验资料进行整理分析，得出实验结论；培养学生独立思考、严谨求实的科研作风。

书写实验报告应注意内容真实、准确，文字简练、通顺，书写清晰、整洁，标点符号、外文缩写、度量单位等准确、规范。

（一）实验报告的一般格式

1. 姓名、专业、年级、班次、组别（此项可写在实验报告本的封面）

2. 实验序号和题目（注明日期、室温和湿度）

3. 实验目的

4. 实验原理

5. 实验对象

6. 实验药品和器材

7. 实验方法和步骤

8. 实验观察项目及结果

9. 讨论

10. 结论

（二）实验报告的具体内容

1. 实验序号和题目　实验题目要能够明确表达实验的内容。

3

2. 实验目的 相当于论文前言部分，但不要求提供背景。要直截了当地说明为什么进行该项实验，解决什么问题，具有什么意义。

3. 实验对象

人：注明性别、年龄、职业、健康状况。

动物：注明来源、种属、性别、年（周）龄、健康状况。

4. 实验药品和器材

药品：注明中英文及缩写、来源和批号、剂量、施加途径与手段。

器材：所有的仪器、材料应介绍齐全，包括名称、型号、规格、数量。

5. 实验方法和步骤 通常按时间顺序用序号列出每一步操作，说明实验方法、实验过程中的具体步骤。

6. 实验结果 是实验过程中观察到的现象和原始记录的资料（如曲线）、数据、经过。在实验完成之后，应对实验过程中观察到的现象和原始记录的资料及数据进行认真核对、系统分析，对数据进行统计学处理，形成实验结果。实验结果可选用适当的图、表，配上必要且简明扼要的文字加以叙述。

7. 讨论 实验结果的讨论是根据已知的理论知识对本实验结果进行实事求是、符合逻辑的分析推理，从而推导出科学、合理的结论，最好能提出实验结果的理论意义和应用价值。如果实验出现非预期的结果，绝对不能舍弃或随意修改，要对"异常"的结果进行分析研究，找出出现"异常"结果的原因。有时，正是从某种"异常"的结果中发现新的有价值的东西，从而实现新理论的建立，或者实验技术的改进等。

8. 结论 应与本次实验的目的相呼应。结论是从实验结果和讨论中归纳出的概括性判断，即本次实验所能验证的理论的简明总结。实验结论不是实验结果的简单重复，不应罗列具体的结果，也不能随意推断和引申。如果实验结果未能说明问题，就不应勉强下结论。

（苏 娟 秦 燕 赵 贝）

第二节 常用手术器械及常用生理溶液

Section Ⅱ Surgical instruments and physiological solutions

一、常用手术器械

机能学实验中所使用的手术器械（图 1-1），与临床上外科所使用的手术器械基本相同，但也有一些仅用于动物实验的特殊器械。下面介绍一些常用的手术器械及其用法。

（一）蛙类常用手术器械

1. 金属探针 用于破坏蛙类的脑和脊髓。

2. 剪刀 普通粗剪刀用于剪皮肤、肌肉和骨等粗硬组织，细剪刀或眼科剪用于剪神经、血管和心包膜等细软组织。禁用眼科剪剪皮肤、肌肉或其他粗硬物。

3. 镊 圆头镊对组织损伤较小，用于夹捏组织和牵提切口；有齿镊用于夹捏骨头和剥脱蛙皮；眼科镊有直、弯两种，可用于分离神经、血管和夹捏细软组织。

4. 玻璃分针 用于分离血管、神经等组织，不可用力过猛，以防折断。

5. 蛙心夹 使用时将蛙心夹的一端夹住蛙心的心尖部，另一端借助缚线连于换能器，以描记心脏的舒缩活动。

6. 蛙板 用于固定蛙类，以便进行解剖和实验。制备神经 – 肌肉标本时，用蛙针将蛙腿固定在蛙板上，进行标本的制备和后续实验。

7. 锌铜弓 制备神经 – 肌肉标本时常用它对标本施加刺激，以检查其兴奋性，或用它来刺激神经以判断支配肌肉的神经分支。

（二）哺乳类常用手术器械

1. 手术刀 主要用于切开皮肤和组织。常用手术刀由刀片和刀柄组成。根据手术的部位与性质，可以选用大小、形状不同的手术刀片。刀片宜用持针器夹持装取（图 1–2，1–3），避免割伤手指。刀柄一端为一良好的钝性分离器，可用于分离组织，或用以显露手术野深部。手术中常用的执刀方式有 4 种（图 1–4）。

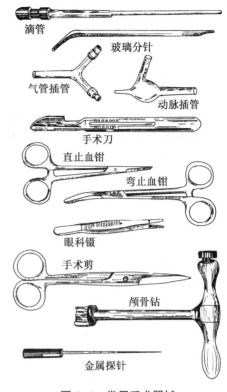

图 1–1 常用手术器械

（1）执弓式：是一种最常用的执刀方式，动作范围广而灵活，用于腹部、颈部或股部的皮肤切口。

（2）握持式：用于切割范围较广、用力较大的切口，如切开较长的皮肤切口、截肢等。

（3）执笔式：用于切割短小的切口，用力轻柔而操作精巧，如眼部手术，解剖局部神经、血管，做腹膜小切口等。

（4）反挑式：使用时刀口朝上，常用于向上挑开组织，以免损伤深部组织，如挑开脓肿。

2. 手术剪 有尖头剪和钝头剪 2 种，其尖端有直、弯之分。主要用于剪皮肤、肌肉

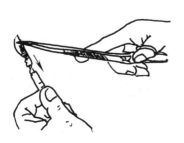

图 1–2 安装刀片

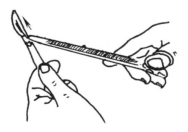

图 1–3 取下刀片

等软组织。此外，也可以用来分离组织，即利用剪刀的尖端插入组织间隙，分离无大血管的结缔组织等。在动物实验中剪毛使用弯手术剪。还有一种小型的手术剪叫眼科剪，主要用于剪包膜、神经，或剪开血管、输尿管以便插管。严禁使用眼科剪剪皮肤、肌肉、骨骼等粗大、坚硬的组织。

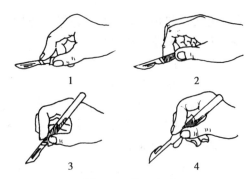

图1-4 执刀方式
1. 执弓式；2. 握持式；3. 执笔式；4. 反挑式

执剪的方法是以拇指和无名指分别插入剪柄的两环，中指放在无名指指环前面的外方柄上，示指轻压在剪柄和剪刀交界处（图1-5）。

3. 止血钳 有大小、直弯及有、无齿之分。主要用于钳夹出血点，达到止血的目的，也可用于分离组织、牵引缝线、把持和拔出缝针等。根据止血部位不同，所需的止血钳类型不同。执钳方法与手术剪相同。

（1）直止血钳：无齿止血钳主要用于手术浅部止血或皮下止血，也可用于浅部的组织分

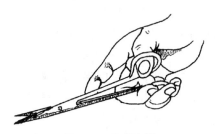

图1-5 执剪姿势

离。有齿止血钳主要用于较坚韧组织的止血、提起切口处的皮肤等，不能用于皮下止血。

（2）弯止血钳：主要用于手术深部组织或内脏止血，不宜用于夹持血管、神经及脆弱的组织。

（3）蚊式止血钳：适用于分离小血管和神经周围的结缔组织及小血管止血，不宜用于夹持大块或坚硬组织。

4. 手术镊 分有齿和无齿2种，大小、长短不一，可根据手术需要选用。主要用于夹持或提起组织，以便剥离、剪断或缝合。有齿镊用于夹持较坚韧的组织，如皮肤、筋膜、肌肉等；无齿镊用于夹持较脆弱的组织，如血管、黏膜和皮下组织等；眼科镊用于夹捏细软组织。执镊时用拇指对示指和中指，轻稳或用力适当把持（图1-6）。

5. 持针器 专门用于夹持缝针，是对组织进行缝合、缝扎的特制器械。持针器的头端较短，口内有槽。执持针器的姿势与执剪略同，但为了缝合方便，仅用手掌握住其环部即可，不必将手指插入环口中（图1-7）。

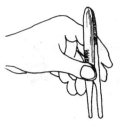

图1-6 执镊姿势

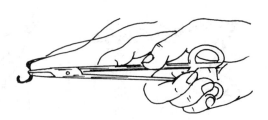

图1-7 执持针器姿势

6. **手术缝针** 一般手术缝针分针尖、针身及针孔（针眼）三部分。按针尖形状手术缝针分为圆针和三角针，按针身弯曲度分为弧形针和直针。手术时应依据组织、器官及血管等的脆弱度，选择相应的手术缝针类型。选用时必须注意针尖的锐利度及针孔的大小。

（1）圆针：主要用于柔软且容易穿透的组织缝合，如腹膜、胃肠道及血管组织，穿过时对组织损伤小。

（2）三角针：尖端呈三角形，易穿透较坚韧的组织，常用于皮肤的缝合。

7. **骨钳** 有剪刀式和小碟式 2 种，用于打开颅腔和骨髓腔时咬切骨质。剪刀式骨钳适用于咬断骨质（图 1-8），小碟式骨钳适用于咬切骨片。

8. **颅骨钻** 用于开颅钻孔。

9. **动脉夹** 用于夹闭动脉以阻断动脉血流，以便进行动脉插管。此外还可用于固定兔耳缘静脉注射针头（图 1-9）。

10. **各种插管** "Y" 形管为气管插管，可根据动物气管大小选择，用于急性动物实验时插入气管，以保证呼吸道通畅。用粗细不同的塑料管制成的插管，可作动脉、静脉、输尿管插管之用。

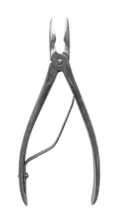 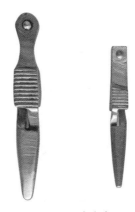

图 1-8　剪刀式骨钳　　　　图 1-9　动脉夹

二、常用生理溶液

在进行离体组织或器官实验时，为了维持标本的"正常"功能活动，标本所处的环境因素，如电解质成分、渗透压、酸碱度、温度，甚至某些营养物质的浓度，都应尽可能与体内环境相接近。满足这样条件的溶液称为生理溶液，或称生理代用液。最简单的生理溶液为 0.9%（恒温动物）或 0.65%（变温动物）的 NaCl 溶液，又称为生理盐水。但单纯的生理盐水与细胞外液的成分有很大不同，因而难以长时间维持离体组织或器官的正常活动。为此，Ringer 在溶液中添加了 $CaCl_2$ 等电解质，使其能长时间地维持蛙心跳动，该溶液被称为任氏（Ringer）液。此后，许多生理学家按其工作需要，配制了各种生理溶液（表 1-1）。

这些生理溶液不仅电解质的晶体渗透压与体液相同，而且几种离子的比例、O_2 与葡

表 1-1　常用生理溶液的名称及成分

项目	等张氯化钠液	任氏液（Ringer Solution）	拜氏液（Bayliss Solution）	洛氏液（Locke Solution）	台氏液（Tyrode Solution）	豚鼠支气管液（Thoroton Solution）	大鼠子宫液（Dale Solution）	克氏液（Krebs Solution）
NaCl（g）	变温动物 6.0～6.5 恒温动物 8.5～9.0	6.5	6.5	9.2	8.0	5.59	9.0	6.9
10% KCl （mL）		2.0	1.4	4.2	2.0	4.6	4.2	3.5
5% CaCl$_2$ （mL）		2.0	2.4	2.4	2.0	1.5	0.6	5.6
5% NaHCO$_3$ （mL）		4.0	4.0	3.0	20.0	10.4	10.0	4.2
5% MgCl$_2$ （mL）					2.0	0.45		
5% NaH$_2$PO$_4$ （mL）				0.2		2.0		
葡萄糖 （g）		2.0	1.0	1.0		0.5	2.0	
pH			7.5	8.0				
适用对象	蛙、龟、蛇、犬、兔、鼠	离体神经	离体蛙心	哺乳动物	兔肠	豚鼠支气管	大鼠子宫	哺乳动物

注：本表为配制 1 000 mL 溶液之用量（各家主张不完全相同）。配制时，在加各种溶质的顺序中，CaCl$_2$ 最后加入，葡萄糖临用时加入。

萄糖的含量及缓冲能力也与体液相同，用这样的生理溶液能更长久地保持离体组织或器官的功能。

生理溶液不宜久置，故一般临用时配制，为方便配制，最好事先配好较生理溶液所需的各种成分浓度高的基础液，临用时按所需量，取基础液置于瓶中，加蒸馏水到定量刻度即可。值得注意的是，在加入电解质时，如所配溶液中要求有 NaHCO$_3$ 或 NaH$_2$PO$_4$ 而又需加入 CaCl$_2$，则前两种电解质都必须事先完全溶解且充分稀释后，方可逐滴加入 CaCl$_2$，否则易产生 CaCO$_3$ 或 Ca$_3$（PO$_4$）$_2$ 沉淀物，使溶液混浊。含有葡萄糖的溶液不能久存，故葡萄糖应在临用时加入。

（秦　燕　苏　娟　赵　跃）

第三节　实验动物基本知识

Section Ⅲ　Basic knowledge of laboratory animals

实验动物学是在生命科学的发展中逐步形成并发展起来的一门新兴学科。在第二次世界大战结束后的几十年中，实验动物学得到了迅猛发展，近代以来实验科学的兴起，进一步推动了实验动物学的进步。同时，作为一门基础学科，实验动物学反过来也促进了生物医学乃至整个生命科学的发展。

实验动物学是以实验动物本身为对象，专门研究实验动物的饲养、驯化、监测和开发应用的科学。实验动物（laboratory animal）是指经人工繁育或人工改造，其携带的微生物得到控制，遗传背景明确，来源清楚的动物。实验动物个体具有较好的遗传均一性、对外来刺激有较好的敏感性和重复性。通过遗传学与微生物学的控制，可以培育出高质量、符合实验要求的个体用于科学研究、教学、生产、鉴定及其他科学实验中。严格的实验要求使用合格的实验动物。

机能学实验从理论的建立到基本规律的概括，必须以大量的实验数据为基础，并接受实验及临床实践的检验。大多数机能学实验都是以动物为实验对象，因此，动物实验在机能学的研究和教学中占有重要地位。了解实验动物学的基本理论及常用实验动物的特点，掌握动物选择的基本原则，有利于机能学实验课程的学习及科研能力的培养。

一、常用实验动物的种类

1. 青蛙（frog，*Rana nigromaculata*）与蟾蜍（toad，*Bufo bufo*）　两者均属于两栖纲（Amphibia），无尾目（Anura）。主要应用于生理学和药理学实验教学和科学研究。两栖类为变温动物，皮肤光滑湿润，有腺体而无鳞片。心脏有 2 个心房，1 个心室，心房、心室区分不明显，动、静脉血液混合，红细胞为有核细胞且个体较大。其离体的心脏在适宜环境中能较持久地、有节律地搏动，常用于研究药物对心脏的作用。蛙坐骨神经－腓肠肌标本可用于观察各种刺激或药物对周围神经、横纹肌或神经肌肉接头的作用。蛙舌与肠系膜是观察炎症反应和微循环的较好标本。此外，蛙类还能用于生殖生理、胚胎发育、激素和变态关系、断肢再生、免疫学等领域的研究。

2. 家兔（robbit，*Oryctolagus cuniculus*）　哺乳纲（Mammalia），兔形目（Lagomorpha），兔科（Leporidae）。品种很多，常用的有：①青紫蓝兔，体质强壮，适应性强，易于饲养，生长较快；②中国本地兔（白家兔），饲养特点类似于青紫蓝兔，但抵抗力稍差；③新西兰白兔，为近年来引进的大型优良品种，成熟兔体重在 2 ~ 4 kg；④大耳白兔，耳朵长、大，血管清晰，皮肤色白，抵抗力较差。

家兔是机能学实验教学中最常用的动物之一，其性情温顺，具有夜行性和嗜眠性，听觉和嗅觉十分灵敏，胆小怕惊。耳大，血管清晰，便于静脉注射和采血。可用于血压测定、呼吸调节、尿生成调节等多种实验，还可用于钾代谢障碍、酸碱平衡紊乱、水肿、炎症、缺氧、发热、弥散性血管内凝血（DIC）、休克、心功能不全等方面的研究。因其对引起体温变化的因素较敏感，也常用于体温实验及热原检查。

3. 小鼠（mouse, *Mus musculus*） 哺乳纲（Mammalia），啮齿目（Rodentia），鼠科（Muridae），是各类科研实验中用途最广的动物。其性周期短，繁殖力强，发育迅速，饲养消耗少，温顺易捉，易于饲养管理，操作方便，又能复制出多种疾病模型，故适用于需大量动物的实验，如药物的筛选实验，药物的毒性实验，避孕药实验，肿瘤、白血病研究，微生物与寄生虫病学研究，生物效应的测定和药物效价的比较，遗传病研究，免疫学研究等。

4. 大鼠（rat, *Rattus norvegicus*） 哺乳纲（Mammalia），啮齿目（Rodentia），鼠科（Muridae）。遗传学和寿龄较为一致，常被誉为"精密的生物仪器"而广泛应用于生物医学研究的各个领域。夜间活动，喜安静环境，对外界刺激反应较为敏感；性情不如小鼠温顺，受惊时表现凶恶，易咬人；雄性大鼠间常发生殴斗，易出现咬伤。除此之外还具有小鼠的其他优点。大鼠也是医学上最常用的实验动物之一，可用于胃酸分泌、胃排空、水肿、炎症、休克、心功能不全、黄疸、肾功能不全等的研究。观察药物抗炎作用时，常利用大鼠的踝关节进行实验。

5. 豚鼠（guinea pig, *Cavia porcellus*） 哺乳纲（Mammalia），啮齿目（Rodentia），豚鼠科（Caviidae），又名天竺鼠、荷兰猪。性情温顺，胆小机警，对刺激反应敏感。豚鼠和人的肾上腺分泌产物存在相似效应，且豚鼠能耐受腹腔手术，可用于肾上腺功能的研究。其对组胺敏感，并易于致敏，故常用于感染和变态反应实验，如抗过敏药、平喘药和抗组胺药的实验。还可用于传染病学、营养学、血液学、内耳疾病等的研究。

6. 猫（cat, *Felis catus*） 哺乳纲（Mammalia），食肉目（Carnivora），猫科（Felidae）。猫的血压比较稳定，较大鼠、家兔等更接近于人，故可用于循环生理研究。对药物反应灵敏，可用于镇咳药的实验及神经生理学的研究，并可做成多种良好的疾病模型，供相关疾病的研究，如克兰费尔特综合征、白化病、脊柱裂、先天性心脏病、卟啉病、淋巴细胞白血病等。

7. 犬（dog, *Canis familiaris*） 哺乳纲（Mammalia），食肉目（Carnivora），犬科（Canidae）。嗅觉灵敏，易于驯养，对外环境适应性强，经过训练能很好地配合实验，是医学实验中最常用的大动物。血液、循环、消化和神经系统均很发达，与人类较接近。适用于许多急、慢性实验，尤其在慢性实验中应用较广。但由于价格较昂贵，在教学实验中不如一些中、小动物常用，仅常用于血压、酸碱平衡、DIC、休克等大型实验中。

二、常用实验动物的选择

实验目的不同，实验动物的选择亦不相同。实验动物的种属、品系和个体合适与否，往往是实验研究成败的关键。因此，根据实验目的，选择合适的实验动物进行实验研究十分关键。一般来说，用于研究的实验动物应具备三个基本条件：个体间的均一性、某些遗传性能的稳定性和较为充足的来源。适于机能学实验教学的动物种类较少，因而实验动物的正确选择显得更为重要。

1. 种属的选择 由于动物的进化层次低于人类，故实验动物的许多生物学特性，如易感性、组织类型、结构功能、生物放大系统及生态行为与人类均有一定的差异。这些差异的存在，将影响动物实验结果应用于人体机理和疾病研究的合理性。因此，在选用实验动物时，应尽可能选择结构、功能和代谢特点接近于人类的动物。

不同种属的动物对同一致病刺激物和病因的反应不同。动物对致敏物质反应程度的强弱大致为：豚鼠＞家兔＞犬＞小鼠＞猫＞青蛙，故过敏反应或变态反应的研究宜选用豚鼠；家兔体温变化灵敏，常用于发热、热原检定、过热和解热药的实验；犬、大鼠、家兔常用于高血压的研究；肿瘤研究大量采用小鼠和大鼠；妊娠实验常选用雄蛙以便观察激素的排精作用；常选用家兔来研究主动脉神经（又称减压神经）的作用，因为该神经在家兔颈部有很长的一段且自成一束，易于分辨。

2. 品系的选择——遗传学原则　实验动物的生物学特性，如解剖结构、生理生化特性、行为特点、疾病与免疫、药物反应、对病原体的感受性、生殖与寿命等，均与其遗传学背景相关。同一种动物的不同品系，对同一致病刺激物的反应并不相同。例如，以嗜酸性粒细胞为变化指标，C57BL小鼠对肾上腺皮质激素的敏感性比DBA小鼠高12倍；再如，津白Ⅱ号小鼠容易致癌，而津白Ⅰ号小鼠则不易致癌。因此，欲获得可靠而准确的实验数据，应严格动物品系的选择。

3. 个体的选择　即使在同一品系的实验动物中，不同个体对同一致病刺激物的反应亦存在差异。个体差异的产生与年龄、性别、健康情况及生理状态有关。

（1）年龄：减少同一批实验动物的年龄差别，可增加实验结果的准确性和可靠性。年幼动物一般较成年动物对刺激敏感，故要根据实验目的选用适龄动物。急性实验多选用成年动物，慢性实验最好选用较年幼的动物。动物年龄可按体重大小进行评估，大体上，成年小鼠为20～30 g，大鼠为180～250 g，豚鼠为450～700 g，家兔为2.2～2.5 kg，猫为1.5～2.5 kg，犬为9～15 kg。

（2）性别：性别不同对致病刺激物的敏感程度可不同。例如，大鼠皮下注射30%乙醇溶液0.1～0.2 mL，雄性死亡84%，而雌性死亡30%；在CPB-N品系小鼠中，给予环己巴比妥时，雄鼠的睡眠时间比雌鼠长，且这种性别差异只能在成熟期的小鼠中看到。因此，在实验研究中，只有证明了无性别影响时，才可雌雄不拘。如对性别无特殊要求，实验中各组宜选用雌雄各半。

（3）健康情况：动物的健康情况对实验结果的准确与否有直接影响，故要选择健康状况良好的动物用于实验。从外观上看，健康动物体形丰满，发育正常，被毛紧贴身体且浓密而有光泽，眼睛明亮活泼，行动迅速，反应灵敏，食欲良好；腹部无膨隆，肛门区清洁，外生殖器及爪趾无病理性损伤。动物的微生物检验亦要符合等级要求。

（4）生理状态：动物处于特殊生理状态（如妊娠、授乳期）时，机体的反应性会发生较大变化。因此，当实验过程中出现动物生理状态的改变导致观察指标受到严重影响时，应做相应处理。

4. 选择有利于实验结果解释的动物　选择实验动物时还要考虑选择有利于解释实验结果的动物，使实验结果的准确性、可靠性、可重复性好，这样既可达到实验的目的，又利于实验结论的推广和应用。

（秦　燕　黄晓宾）

第四节 动物实验基本方法与基本操作技术

Section IV Basic methods and operating techniques of animal experiments

一、实验动物的捉拿、保定和给药方法

（一）实验动物的捉拿

1. 家兔 性情温顺，但爪较尖利，应防止被抓伤。捉拿时一手抓住其颈背部皮肤，轻轻将兔提起，另一手托住其臀部或腹部（图1-10）。保定方法可根据实验需要而定，如做兔耳静脉注射时，可用兔盒固定；做颈部、腹部手术等实验时，需将家兔仰卧位固定在兔手术台上，兔头可用兔头夹固定。

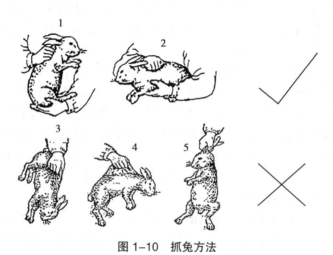

图1-10 抓兔方法

注：1、2为正确的捉拿方法，3、4、5均为不正确的捉拿方法
（3. 可伤两肾；4. 可造成皮下出血；5. 可伤两耳）

2. 蛙和蟾蜍 用左手握住动物，以示指按压其头部前端，拇指按压背部。如需捣毁脑和脊髓，则右手持探针从相当于枕骨大孔处垂直刺入颅腔，左右搅动，充分捣毁脑组织；之后将探针抽回至进针处，向后刺入椎管，反复提插，捣毁脊髓。保定方法根据实验要求确定。

3. 小鼠 体型小且灵活，在捉拿时需稳和准。捉拿方法有两种：一是用右手提起小鼠尾部，放在鼠笼盖或其他粗糙面上，向后上方轻拉，此时小鼠前肢紧紧抓住粗糙面，可迅速用左手拇指和示指捏住小鼠颈背部皮肤，并用小指和手掌尺侧夹持其尾根部固定于手中；二是只用左手，先用拇指和示指抓住小鼠尾部，再用手掌尺侧及小指夹住尾根，然后用拇指及示指捏住其颈部皮肤（图1-11）。前一方法简单易学，后一方法较难，但捉拿快速，给药速度快。需取尾血或进行尾静脉注射时，可将小鼠装入有机玻璃或金属制成的小鼠固定盒内。

4. 大鼠 在惊恐或激怒时易将实验操作者咬伤，故在捉拿时要小心，做到稳和准。

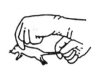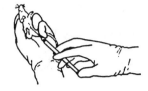

图 1-11　小鼠捉拿及腹腔注射方法

捉拿时，右手抓住鼠尾基部（因抓尾尖大鼠会扭动，易使其尾部的皮肤脱落，影响实验的进行），将大鼠放在粗糙面上，左手戴上防护手套或用厚布盖住大鼠，抓住其整个身体并固定其头部以防咬伤。捉拿时勿用力过猛，勿捏其颈部，以免引起窒息。如需保定可将其保定于固定器内或大鼠固定板上，保定方法基本同小鼠。

5. 豚鼠　性情温顺，一般不咬人。但受惊时会在笼内急转，造成自身的损伤。因此，捉拿时既需稳、准，又要迅速，不能太粗野，更不能抓腰腹部，以免造成肝破裂导致动物死亡。捉拿时以拇指和中指从豚鼠背部绕到腋下抓住豚鼠，另一只手托住其臀部。体重小者可用一只手捉拿，体重大者捉拿时宜用双手。保定方法与小鼠基本相同。

6. 猫　捉拿时需注意猫的利爪和牙齿，勿被其抓伤或咬伤。操作时宜先轻声呼唤，再慢慢将手伸入猫笼中，轻抚猫的头、颈及背部，随后一只手抓住其颈背部皮肤，另一手抓其腰背部皮肤。如遇性格暴躁的猫，不能直接接触或捉拿时，可用套网捉拿，必要时可用固定袋将猫固定。

（二）实验动物的保定

1. 家兔（猫）的保定方法

（1）头部的固定：可用特制的兔（猫）头夹（头部固定器）。取仰卧位固定时，麻醉好的家兔（猫）先用头部固定器固定其头部，或用一根粗棉绳，一端拴住家兔（猫）的两个上门齿，另一端拴在实验台的铁柱上（此法方便，较为常用）。做颈部手术时，可用棉垫垫于家兔（猫）的颈后部，以抬高颈部，便于操作。若家兔（猫）取俯卧位固定，特别是在头颅部实验中，常用马蹄形头部固定器固定。

（2）四肢的固定：一般在头部固定后，再固定四肢。家兔（猫）取仰卧位时，两前肢、两后肢均左右分开，将实验台上预留的固定用粗棉绳缚扎于踝关节的上方。若动物取俯卧位，将实验台两侧前后预留的固定用粗棉绳直接缚扎于四肢踝关节的上方即可（图 1-12）。

2. 犬的保定方法

（1）犬的捆绑：在麻醉和固定犬时，为避免其咬人，应事先将其嘴捆绑。方法如下：用一根长棉带（长度约 1 m）打一空结绳圈，由犬背面或侧面将绳圈套在其嘴面部，迅速拉紧绳结，在上颌打一结（打结时勿激怒动物），然后绕到下颌再打一结，最后将棉带引至耳后部，在后颈部打第三结，把棉带固定好（图 1-13）。因为犬嘴被捆绑后只能用鼻呼吸，如果此时鼻腔有多量黏液填积，可造成

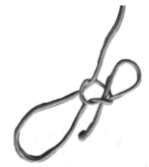

图 1-12　缚扎动物四肢的扣结

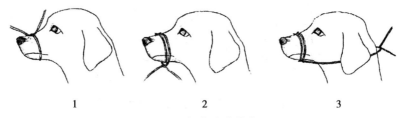

图 1-13 捆绑犬嘴的步骤

窒息，故动物进入麻醉状态后，应立即解绑。有些麻醉药可引起呕吐，当用乙醚麻醉时尤应注意。

（2）头部的固定：麻醉后，将动物固定在手术台或实验台上。固定的姿势依手术或实验需要而定。如进行颈、胸、腹、股等部的实验，多采取仰卧位；脑和脊髓实验则常选用俯卧位。固定犬头用特制的犬头固定器。犬头固定器为一圆铁圈，铁圈附有铁柄，用以将犬头固定器固定在实验台上。固定犬头时先将犬舌拽出，将犬嘴伸入铁圈，再将平直铁条插入上下颌之间，然后下旋螺旋铁棒，使弯形铁条压在下颌上（仰卧位固定时）或鼻梁上（俯卧位固定时）。

（3）四肢的固定：一般在头部固定后，再固定四肢。犬的四肢固定方法与家兔（猫）的相同。

（三）实验动物的给药

1. 注射给药

（1）皮下注射：一般取背部或后腿皮下注射。

1）小鼠皮下注射：通常在背部皮下注射。注射时以左手拇指和中指将小鼠颈背部皮肤轻轻提起，示指轻按其皮肤，使之形成一个三角形小窝，右手持注射器从三角窝下部刺入皮下，轻轻摆动针头，如易摆动则表明针尖在皮下，此时可将药液注入。针头拔出后，以左手在针刺部位轻轻捏住皮肤片刻，以防药液流出。大批动物注射时，可将小鼠放在鼠笼盖或粗糙平面上，左手拉住尾部，小鼠自然向前爬动，此时右手持针迅速水平刺入小鼠背部皮下，推注药液。药量一般为 0.1 ~ 0.3 mL/10 g 体重。

2）大鼠皮下注射：注射部位可在背部或后肢外侧皮下，操作时轻轻提起注射部位皮肤，将注射针头刺入皮下后推注药液。一次注射量不超过 1 mL/10 g 体重。

3）豚鼠皮下注射：通常在大腿部内侧面注射。固定豚鼠后，左手固定注射侧的后肢并充分提起皮肤，右手持注射器，针头与皮肤呈 45° 角刺入，确定针头在皮下后推入药液。注射完毕后轻轻按摩注射部位。

4）家兔皮下注射：可在背部或颈部注射，方法参照小鼠皮下注射。针头应选用稍大号（6 ~ 7 号），给药量一般为 0.5 ~ 1.0 mL/kg 体重。

（2）腹腔注射

1）小鼠腹腔注射：左手保定动物，使其腹部向上，头呈低位。右手持注射器，在小鼠下腹部腹白线稍向左或右的位置，从下腹部朝头方向刺入皮肤，针头到达皮下后，沿皮下向前推进 3 ~ 5 mm，然后使注射器针头与皮肤呈 45° 角刺入腹膜。针头刺入腹膜后抵抗力消失，此时保持针头不动，并回抽针栓，如无回血或尿液，则推入药液。一次注射量为 0.1 ~ 0.2 mL/10 g 体重。注意针头切勿向上注射，以防刺伤内脏。

2）大鼠、豚鼠、家兔、猫等的腹腔注射：皆可参照小鼠腹腔注射，但应注意家兔与猫在腹白线两侧注射（应在离腹白线约 1 cm 处进针）。较少用，但给动物注射不溶于水而混悬于油或其他溶剂中的药物时可使用。

（3）肌内注射

1）小鼠、大鼠、豚鼠肌内注射：因肌肉少，一般不做肌内注射。如有需要，保定动物后，一手拉直动物左或右侧后肢，另一手将针头刺入后肢大腿外侧肌肉内。小鼠一侧药液注射少于 0.4 mL，针头选用 5 ~ 7 号。

2）家兔肌内注射：可选两臂或股部。保定动物，右手持注射器，令其与肌肉呈 60°角一次刺入肌肉中，回抽针栓，无回血时将药液注入。注射后轻轻按摩注射部位，促进药液吸收。

（4）静脉注射：根据动物种类不同选择合适的注射部位。

1）小鼠、大鼠静脉注射：一般采用尾静脉注射。将动物保定于固定器内（可采用铁丝笼、金属筒或底部有小孔的玻璃筒），使其整个尾部外露，以右手示指轻弹尾尖部，必要时可用 45 ~ 50℃的温水浸泡尾部 1 ~ 2 min 或用 75% 乙醇擦拭尾部，然后以左手拇指与示指捏住尾根部两侧，无名指和小指夹持尾尖部，中指从下托起尾巴保定之。选择一根最为充盈的血管，右手持 4 号针头使其与尾部呈 30° 角刺入静脉，针头在静脉内平行推进少许，左手三指连针头和鼠尾一起捏住固定，以防动物活动时针头脱出。推动药液无阻力，并可见静脉血管颜色变浅，说明针头在血管内，可注药。如遇阻力较大，局部发白变硬，说明针头不在静脉内，需拔出针头重新穿刺。注射完毕后拔出针头，轻按注射部位止血。一般选择尾两侧静脉，进针从尾尖部开始，渐向尾根部移动，以备反复注射多次。一次注射量为 0.05 ~ 0.2 mL/10 g 体重。大鼠也可从舌下静脉注射，或待其麻醉后切开大腿内侧皮肤进行股静脉注射，或颈外静脉注射。

尾静脉注射要点：①注射前使尾静脉尽量充盈；②选择较细且合适的针头进行注射；③针头刺入后保持针头与血管的走向平行；④针头进入血管后要将针头与鼠尾一并固定好；⑤初次注射部位选在尾静脉后 1/3 处。

2）豚鼠静脉注射：可选用前肢皮下头静脉、耳壳静脉、颈外静脉、脚背中足静脉等多部位进行注射。偶还可心内注射。一般前肢皮下头静脉穿刺易成功。

3）家兔静脉注射：一般选用耳缘静脉。剪除其皮肤表面的毛并用水湿润局部，血管即显现出来。轻弹或用 75% 乙醇擦拭耳尖部并用左手示指和中指轻压耳根部，拇指和小指夹住耳边缘部分，以左手无名指放在其下作垫，待静脉显著充盈后，右手持带有 6 ~ 8 号针头的注射器刺入静脉（第一次进针点要尽可能靠远心端，以备反复应用），顺着血管走向深入 1 cm 后，放松对耳根处血管的压迫，左手拇指和示指移至针头刺入部位，将针头与兔耳固定（图 1-14）。针头再稍向前推进，轻轻推动针栓，若无阻力和局部皮肤发白、隆起现象，即可进行药物注射，否则应立即拔出针头，在原注射点的近心端重新刺入。注射完毕，用棉球压住针刺部位拔出针头。若实验过程中需补充麻醉药或静脉给药，也可不拔出针头，而用动脉夹将针头与兔耳固定，只拔下注射器筒，用一根与针头内径吻合且长短适宜的针芯（可用针灸针代替）插入针头小管内以防止血液流失，备下次注射时使用。

4）犬静脉注射：抓取犬时，要用特制的钳式长柄夹夹住犬颈部，将犬按倒在地，由助手将其保定好。已麻醉的犬可选用股静脉给药，未麻醉的犬采用前肢皮下头静脉或后肢隐静脉注射（图 1–15）。

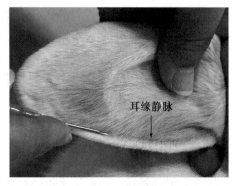
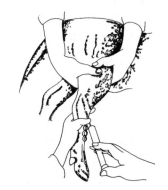

图 1–14　家兔耳缘静脉注射　　　　　图 1–15　犬后肢隐静脉注射

（5）淋巴囊注射：蛙、蟾蜍皮下有多个淋巴囊（图 1–16），注入药物易于吸收。其中胸淋巴囊最常用于注射给药。以左手握住动物，右手持注射器连小号针头，将针头刺入口腔，穿过下颌肌层进入胸淋巴囊内注射药物。注射量为 0.25 ~ 1.0 mL/ 只。

2. 经消化道给药

（1）灌胃法

1）小鼠灌胃法：左手拇指和示指捏住小鼠颈背部皮肤，无名指或小指将尾部紧压在手掌上，使小鼠腹部朝上。右手持灌胃针管（连有灌胃针的注射器，小鼠灌胃针长 4 ~ 5 cm，直径约为 1 mm），从小鼠口角插入口腔内，然后用灌胃针头压其头部，使口腔和食管成一直线，再将灌胃针头沿上腭壁轻轻插入食管，进针 2 ~ 3 cm 后，如此时动物安静且无呼吸异常，即可注入药物。如遇阻力或动物憋气，则应抽出重插，不能强插以免刺破食管或误入气管使动物死亡。药液注完后轻轻退出灌胃针。操作时动作应轻

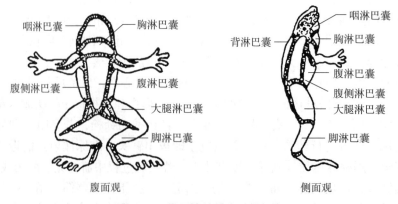

图 1–16　蛙及蟾蜍的皮下淋巴囊

柔、细致，以防损伤食管及膈肌。灌药量一般为 0.1 ~ 0.3 mL/10 g 体重。

2）大鼠灌胃法：与小鼠灌胃法相似。左手拇指和中指分别放到大鼠的左右腋上，示指放于颈部，固定鼠头并握住鼠的背部，使其头颈部拉直，腹面朝上。右手持灌胃针管（大鼠灌胃针长 6 ~ 8 cm，直径为 1.2 mm，尖端呈球状），将灌胃针放在门齿与白齿间的裂隙，使灌胃针沿着口腔上部向后达喉头，让大鼠吞咽（图 1–17）。如大鼠不吞咽，可轻轻转动灌胃针头刺激其做吞咽动作。注意左手不要抓得太紧，以免颈部皮肤向后拉勒住食管使灌胃针不易插入。为防止插入气管，应先回抽注射器针栓，无空气抽回说明不在气管内，即可注药。一次灌胃量一般在 1 mL/100 g 体重。

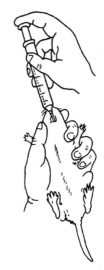

图 1–17　大鼠灌胃法

3）豚鼠灌胃法：豚鼠体重 < 200 g 时，灌胃方法可与大鼠相同；体重 ≥ 200 g 时，应用木制开口器和导尿管灌胃。以后者为例，灌胃时助手以左手从动物背部将其后肢伸开，握住腰部和双后肢，用右手拇指和示指夹持双前肢。术者右手用木制的开口器横放在豚鼠口中，将其舌头压在开口器之下，另一手将导尿管自开口器中央的小孔插入，沿上颌壁慢慢插入食管，轻轻向前推进至胃内。插管完毕后，先回抽注射器针栓，无空气抽出时，再慢慢推注药液。如回抽出空气，说明可能插入气管，应拔出重插。药物注完后应再注入生理盐水 2 mL，以将管内残存药物冲入。拔出插管时，应捏住导尿管的开口端，先慢慢抽出，当抽到近咽喉部时再快速抽出，以防残留的液体进入咽喉部，使动物呛咳。

4）家兔灌胃法：用兔固定箱时，可一人操作，右手将开口器固定于兔口中，舌压在开口器下面，左手将导尿管经开口器中央小孔插入。如无兔固定箱，则需两人协作进行，一人就座，腿上垫好围裙，将兔的躯体夹于两腿间，左手紧握双耳，固定其上身，右手抓住其两前肢，另一人将开口器横放于兔上下颌之间，固定在舌面上，将导尿管自开口器中央的小孔插入，慢慢沿兔口腔上腭壁插入食管 15 ~ 18 cm。插管完毕将导尿管的外口端放入水杯中，切忌伸入水过深。如有气泡从导尿管逸出，说明其不在食管内而在气管内，应拔出重插。如无气泡逸出，则可将药推入，并以少量生理盐水冲洗导尿管保证管内药液全部进入胃内。导尿管的拔出同豚鼠。

（2）口服法：如药物为固体剂型，可直接将药物放入某些动物口中，令其口服咽下，或将药物混入饲料或饮水中，让其服下。此法的优点在于简单方便，缺点是不能保证剂量准确。

二、实验动物的麻醉方法

（一）麻醉方法分类

进行在体动物实验时，为了使动物更接近生理状态，宜选用清醒的动物。但为了消除手术或实验操作所致的疼痛，减少动物的不适感，尽可能关爱和善待动物，同时也为减少动物挣扎而对实验结果造成的影响，常需人为地对实验动物施行麻醉。麻醉动物时，应根据不同的实验要求和不同的动物种属选择恰当的麻醉方法和麻醉药。

1. 局部麻醉法 是指在用药局部可逆性地阻断感觉神经冲动的发出和传导，在动物意识清醒的条件下使用药局部感觉消失。局部麻醉药一般在用药后几分钟内起效，药效维持 1 h 左右。浸润麻醉、阻滞麻醉和椎管麻醉常用 0.5%～1% 盐酸普鲁卡因溶液，表面麻醉宜选用 2% 盐酸丁卡因溶液。

2. 全身麻醉法

（1）吸入麻醉：常用挥发性麻醉药，主要有乙醚、恩氟烷、氟烷、氯仿等。小鼠、大鼠和家兔常用乙醚吸入麻醉。将浸过乙醚的脱脂棉铺在麻醉用的玻璃容器底部，实验动物置于容器内，容器加盖。乙醚经呼吸道进入肺泡后对动物进行麻醉，吸入后 15～20 min 开始发挥作用，适用于时间短的手术或实验。补充放置乙醚棉球可追加麻醉时间。采用乙醚麻醉，麻醉的深度易于掌握，镇痛效果好，肌肉松弛完全，对呼吸、循环抑制轻，比较安全，麻醉后苏醒也快。但在麻醉初期，动物常出现强烈兴奋的现象。因其对呼吸道有较强的刺激作用，可使黏液分泌增多以致堵塞呼吸道。对于经验不足的操作者，用乙醚麻醉动物时容易因麻醉过深而致动物死亡。另外，乙醚易燃、易爆，故需要专人管理，使用时应避火、通风、注意安全。

（2）注射麻醉：适用于多种动物，注射方法不一。不同动物对注射麻醉药的反应不尽相同，故需根据实验目的针对不同的实验动物选用恰当的麻醉药种类和剂量。常用药物及给药途径见表 1-2。

表 1-2 注射麻醉药的种类与给药途径

药物 （常用浓度）	适用动物	给药途径	剂量 （mg/kg）	作用维持时间 （h）	备注
戊巴比妥钠 （1%～5%）	犬	i.v.	25～35	3～4	
	猫	i.p.	40	3～4	
	家兔	i.v.	35～40	3～4	
	豚鼠	i.p.	35	3～4	
	大鼠	i.p.	40	3～4	
	小鼠	i.p.	40	3～4	
硫喷妥钠 （5%）	犬	i.v.	15～25	0.5～1	水溶液不稳定， 需临时配制
	家兔	i.v.	10～15	0.5～1	
氨基甲酸乙酯 （20%）	家兔	i.v.	1 000	4～6	毒性小，较安全
	大鼠	i.p.	1 000	4～6	
	小鼠	i.p.	1 000	4～6	
氯醛糖（1%）	家兔	i.v.	80	5～6	较少抑制反射活动
	猫	i.p.	60	5～6	
	犬	i.v.	60	5～6	

注：i.v. 静脉注射；i.p. 腹腔注射。

1）巴比妥类：各种巴比妥类药物的吸收和代谢速度不同，其作用维持时间亦有差异。戊巴比妥钠（sodium pentobarbital, nembutal）作用维持时间为 1~2 h，属中效巴比妥类，实验中最为常用，常配成 1%~5% 的水溶液，由静脉或腹腔给药；环己烯巴比妥钠（sodium hexobarbital, sodium evipan）作用维持时间为 15~20 min，硫喷妥钠（sodium thiopental, sodium pentothal）作用维持时间为 0.5~1 h，属短效或超短效巴比妥类，适用于较短时程的实验。巴比妥类对呼吸中枢有较强的抑制作用，麻醉过深时呼吸活动可完全停止，故应用时须防止给药过多过快。巴比妥类对循环系统也有复杂的影响，故不是研究心血管功能实验动物的理想麻醉药。

2）氨基甲酸乙酯：又名乌拉坦（urethane），为白色结晶颗粒状，易溶于水。可导致较持久的浅麻醉，对呼吸无明显影响。对家兔的麻醉作用较强，是家兔急性实验常用的麻醉药，对猫和狗则起效较慢。在大鼠和家兔能诱发肿瘤，故不适用于需长期存活的慢性实验动物。使用时配成 20% 的溶液。

3）氯醛糖：溶解度较小，常配成 1% 水溶液。使用前需先在水浴锅中加热，使其溶解，但加热温度不宜过高，以免降低药效。本药的安全度大，能导致持久的浅麻醉，对自主神经中枢的功能无明显抑制作用，对痛觉的影响也极微，故特别适用于研究要求保留生理反射（如心血管反射）或研究神经系统反应的实验。与氨基甲酸乙酯合用可作为猫肠管实验麻醉剂，其剂量为：氯醛糖 800 mg + 氨基甲酸乙酯 4 g + 蒸馏水 10 mL（0.5 mL/kg，腹腔注射）。

与乙醚比较，巴比妥类、氨基甲酸乙酯和氯醛糖等非挥发性麻醉药的优点是：使用方法简便；一次给药（硫喷妥钠和环己烯巴比妥钠除外）可维持较长时间的麻醉状态；手术和实验过程中不需要专人管理麻醉；麻醉过程比较平稳，动物无明显挣扎现象。但应用此类麻醉药动物苏醒较慢。

（二）各种动物的麻醉方法

1. 小鼠　可根据需要选用吸入麻醉或注射麻醉。常用乙醚吸入麻醉，注射麻醉时多采用腹腔注射。

2. 大鼠　多采用腹腔注射麻醉，也可用吸入乙醚麻醉。

3. 豚鼠　可进行腹腔注射麻醉，也可将药液注入背部皮下。

4. 猫　多采用腹腔注射麻醉，也可用前肢或后肢皮下静脉注射麻醉。

5. 家兔　多采用耳缘静脉注射麻醉。注射麻醉药时前 2/3 量注射应快，后 1/3 量要慢，并密切观察家兔呼吸及角膜反射等的变化。在用巴比妥类麻醉药时，特别要注意呼吸的变化，当呼吸由浅快转为深慢时，表明麻醉深度已足够，应停止注射。

6. 犬　多采用前肢或后肢皮下静脉注射麻醉。

（三）麻醉注意事项

1. 不同动物个体对麻醉药的耐受性是不同的。在麻醉过程中，除参照上述一般用量标准外，还必须密切注意动物的状态，以决定麻醉药的用量。麻醉的深浅，可根据呼吸的深度和快慢、角膜反射的灵敏度、四肢及腹壁肌肉的紧张性及皮肤夹捏反应等进行判断。当呼吸突然变深变慢、角膜反射的灵敏度明显下降或消失、四肢和腹壁肌肉松弛、皮肤夹捏无明显疼痛反应时，应立即停止给药。静脉注药时应坚持先快后慢的原则，避兔动物因麻醉过深而死亡。

2. 实验过程中麻醉过深时，最易观察到的是呼吸极慢甚至停止，但仍有心跳。此时首要的处理措施是立即进行人工呼吸，即用手有节奏地挤压和放松动物胸廓，或推压腹腔脏器使膈上下移动，以保证肺通气，与此同时，迅速做气管切开并插入气管套管，连接人工呼吸机以代替徒手人工呼吸，直至自主呼吸恢复。还可给予苏醒剂，常用的苏醒剂有咖啡因（1 mg/kg）、尼可刹米（2～5 mg/kg）和洛贝林（又名山梗茶碱，0.3～1 mg/kg）等。心搏停止时应进行心脏按摩，注射温热生理盐水和0.1% 肾上腺素。如麻醉过浅，可临时补充麻醉药，但一次注射剂量不宜超过总量的1/5。

3. 在麻醉期间，动物体温容易下降，要注意保暖。

三、实验动物的采血和处死方法

（一）实验动物的采血方法

1. 小鼠、大鼠的采血法

（1）断头采血：是一种常用的简便采血法，用于需要较大量的血液而又不需保留动物生命的实验。操作者左手抓取动物，使其头略向下倾，右手持剪刀剪掉头部，提起鼠尾并对准已备好的容器（内放抗凝剂），使鼠血快速滴入容器内。此法小鼠可采血0.8～1.0 mL，大鼠可采血5～8 mL。

（2）眼球摘除采血：麻醉鼠，左手握住鼠颈部两侧，使眼球外突，将采血眼眶朝上固定体位，右手持剪刀剪掉胡须，再用眼科无钩弯镊插入眼球后部夹住，迅速摘除眼球，立即将鼠头朝下，血液很快流出，使血液沿试管内壁流入试管。注意不是滴入，否则易致红细胞破裂溶血。此时用手对心脏区进行按摩，可最大程度收集血液。如需继续饲养鼠，则不宜采血过多。

（3）眼眶后静脉丛（窦）采血：需要中等量的血液而又要避免动物死亡时可采用此法。小鼠为静脉窦，大鼠为静脉丛。取内径为1.0～1.5 mm的玻璃毛细管，临用前折断成1～1.5 cm长的毛细管段，浸入1%肝素溶液中，干燥后用。采血时左手抓住鼠两耳之间的颈背部皮肤以固定头部，轻轻向下压迫颈部两侧，引起头部静脉血液回流困难使眼眶后静脉丛充血，右手持毛细管，将其新折断端插入眼睑与眼球之间后再轻轻向眼底部方向移动，旋转毛细管以切开静脉丛，保持毛细管水平位，血液即流出，收集入事先准备好的小试管中。采血后，应立即拔出毛细管，放松左手即可止血。小鼠、大鼠、豚鼠及家兔均可采用此法采血。刺入深度小鼠为2～3 mm，可采血0.2～0.3 mL；大鼠为4～5 mm，可采血0.4～0.6 mL。实验中可根据需要，于数分钟内在同一部位反复采血。

（4）尾尖采血：此法适用于采取少量血样。采血前宜先通过适当方法使鼠尾血管充血，然后剪去尾尖，血即自断端流出。

（5）心脏采血：将鼠仰卧保定在鼠板上，左手示指在左侧第3～4肋间摸到心搏处，右手持注射器，于心尖搏动最明显处刺入心室。血液在心脏收缩的力量下自动进入注射器。此外也可切开胸部，用针头直接刺入心脏抽取血液。

2. 豚鼠的采血法　采用心脏采血，需两人协作进行。助手以两手将豚鼠腹部向上固定，操作者用左手在胸骨左侧第4～6肋间触摸到心脏搏动处，选择心搏最明显部位进针。如针头进入心脏，则血液即随心搏而进入注射器内。如估计针头已刺入心脏但未见血液，可将针头稍稍退回一点观察是否有血液流出，如失败，应拔出重新操作。切忌针头在胸腔内左右摆动，以防损伤心脏和肺而使动物死亡。此法采血量较大，若技术熟练可反复采血。

3. 家兔的采血法

（1）耳缘静脉采血：最常用的采血法之一。先将家兔固定，以小血管夹夹住兔耳根部，局部消毒，手指轻弹兔耳，使静脉扩张，用针头刺破耳缘静脉末端，血液即流出，或用带有针头的注射器抽取血液。此法简单，采血量较大，可采血 2～3 mL，且可反复采血。

（2）颈动脉采血：行颈动脉暴露手术，将颈动脉游离出 2～3 cm 并在其下穿两条线，一条结扎远心端，使血管充盈，近心端以小动脉夹夹闭。用眼科剪于近心端剪一 "V" 形小切口，插入准备好的硬塑料动脉插管，用线结扎牢固，并将远心端与近心端结扎线相互结紧，防止动脉插管脱出。可向动物体内注射肝素抗凝。手术完毕后即可采血。采血时打开动脉夹放出所需之血量，而后夹闭动脉夹。可反复采血，但缺点是该动物只能利用一次。

4. 犬的采血法

（1）前肢皮下头静脉采血：前肢皮下头静脉位于前肢内侧皮下，靠前肢内侧外缘走行。采血时将动物保定，剪除采血部位的被毛并消毒，助手压迫血管上端或用橡皮带结扎其上端，使血管充盈。以左手二指固定静脉后即可用注射器针头刺入采血，一般一次可采血 10～20 mL。

（2）心脏采血：同大鼠、小鼠心脏采血。

（3）耳缘静脉采血：同家兔耳缘静脉采血。

（二）实验动物的处死方法

1. 小鼠、大鼠的处死方法

（1）颈椎脱臼法：用拇指和示指压住鼠头的后部，另一手捏住鼠尾，用力向后上方牵拉，使其颈椎脱臼，延髓与脊髓离断而死亡。

（2）放血法：用粗针头一次插入心脏大量抽采血液，可致动物死亡。断头或剪断鼠的股动脉大量放血也可致其死亡。此法处理动物时较为安静，对内脏器官无损伤，是采集病理切片标本和血液的一种较好方法。

（3）过量麻醉法：让动物吸入过量的乙醚或腹腔注射过量非挥发性麻醉药均可致动物无痛死亡。

2. 大动物的处死方法

（1）空气栓塞法：用注射器将空气快速注入静或心脏，使动物发生静脉空气栓塞，特别是肺动脉栓塞而致死，或因大量气泡存于心腔，当心脏收缩时气泡变小，心脏舒张时气泡变大，导致回心血量减少，心排血量减少，动物因循环衰竭而死亡。家兔一般选用耳缘静脉，犬由前肢或后肢皮下静脉注射。一般家兔与猫需注入空气 10～20 mL，犬需注入空气 70～150 mL。

（2）大量放血法：切开股动脉、股静脉，动物可因大量失血而死。家兔可在麻醉情况下，由颈动脉放血，并轻轻挤压胸部，尽可能使之大量失血致死。此种方法易污染环境，慎重选择。

（3）过量麻醉法：从静脉或腹腔注射过量非挥发性麻醉药，可致动物无痛死亡。

四、急性动物实验的基本操作技术

（一）手术基本操作

1. 切开 用哺乳动物进行实验时，做皮肤切口之前，先预定切口部位并将其周围的被毛剪去，暴露手术视野皮肤。然后确定切口的部位和范围，必要时做出标记。切口大小要适当，便于操作即可。切口过大容易使体温散失，增加污染的机会。切开皮肤时，手术刀与皮肤垂直刺入，之后呈45°角运刀，最后垂直止刀，力求一刀全线切开皮肤和皮下组织，直至肌层表面。此时必须注意解剖学层次和特点，尽量避免切断神经和血管。若肌纤维走行方向与切口方向一致，可剪开肌膜，用手术刀柄、止血钳或手指将肌纤维钝性分离至所需长度，否则需将肌肉横行切断或剪断。注意从外向内切口大小应相同。

2. 分离 组织分离方法有两种：①锐性分离，用手术刀、手术剪等锐性器械进行直接分割，该方法适用于皮肤、黏膜、各种组织的精细解剖和紧密粘连的分离；②钝性分离，用刀柄、止血钳、手指等进行，该方法适用于肌肉、筋膜等疏松结缔组织的分离。

（1）肌肉的分离：用止血钳在整块肌肉与其他组织之间，顺着肌纤维方向，将肌肉一块块地进行分离。绝不能在一块肌肉的肌纤维间任意穿插，否则不仅很难将肌肉分离，而且容易损伤肌纤维引起出血。若必须切断肌肉，应先用两把止血钳夹住肌肉（小块或薄片肌肉也可用两道丝线结扎），再在两止血钳间切断肌肉。

（2）神经和血管的分离：两者都是比较娇嫩的组织，在分离过程中要仔细耐心、动作轻柔，顺其走行方向分离，切忌横向拉扯。分离较小的神经和血管时，用玻璃分针沿其走向进行分离，必要时用眼科剪帮助分离周围软组织。分离粗大的神经、血管时，先用蚊式止血钳将神经或血管周围的结缔组织稍加分离，然后用大小适宜的止血钳将其从周围的结缔组织中游离出来。如遇坚硬的组织或神经小分支，可用眼科剪剪断，切勿强行牵拉。遇到小动脉分支，可用两条线在两端牢固结扎后，在中间剪断。游离段的长短，视实验需要而定。

分离神经、血管时禁止用带齿的镊进行剥离，也禁用止血钳或镊夹持，以免其结构或功能受损。在分离神经或血管时，要特别注意保持局部的自然解剖位置，切不可把结构关系弄乱。分离完毕后，在神经或血管的下方穿以浸透生理盐水的棉线（根据需要穿一根或两根），以备予以刺激时提起或结扎之用。分离结束后用浸以生理盐水的纱布覆盖，防止组织干燥。

（3）筋膜的分离：用止血钳插入并撑开，做钝性分离。对薄层筋膜，确认没有血管时可使用刀、剪。对厚层筋膜，因其内的血管不易看到，不要轻易使用刀、剪。分离时应由浅入深，避开血管。

3. 止血 在手术过程中必须注意及时止血，以免因出血过多造成手术视野模糊而影响操作。

（1）压迫止血：是临床上最常用的止血方式，微小血管渗血可用温热生理盐水纱布按压止血。干纱布只用于吸血，不可用以擦拭组织，以防损伤组织和擦落血凝块，不利于止血。

（2）钳夹止血：较大血管出血，需先用止血钳将出血点及其周围的小部分组织一并钳夹，然后用线结扎止血。结扎时先竖起止血钳，将结扎线绕过钳夹点之下，再将止血钳放平，钳尖稍翘起，打第1个结，边扎紧边轻轻松开止血钳，再打第2个结。更大血管出血或更大范围的出血，可进行缝扎止血。

（二）头部手术

机能学实验中常有神经系统实验，如大脑皮层诱发电位及运动功能定位、去大脑僵直等。这里以家兔为代表，介绍脑的结构与头部手术操作。

1. 脑结构　家兔脑结构分为5部分（图1-18）。

（1）延髓：位于小脑的后面，其背面前半部为小脑的蚓部所遮盖。延髓之后接脊髓。

（2）小脑：较发达，有5部分。背面中间是蚓部，其上有横的皱襞；蚓部两侧是1对小脑半球，其侧面有1对向外突出的小脑副鬈。小脑腹面可见到横行的神经纤维束，叫脑桥。

（3）中脑：背面被大脑半球遮盖，小心地将两大脑半球的后缘分开，可以看到4个圆形突出，叫四叠体。腹面可以看到1对大脑脚，它是大脑梨状叶后方两侧的突起。

（4）间脑：背面为大脑半球所遮盖。在大脑两半球之间的后缘处，有一具长柄的松果体，一般不易观察到。在腹面有1对白色的视神经交叉，其后方为脑漏斗，脑漏斗末端是圆形的脑垂体。

（5）大脑：较发达，但表面平滑，很少有脑沟和脑回。大脑半球前方发出很大的椭圆形的嗅球，从嗅球发出嗅神经。两大脑半球之间有一深的纵沟，将此沟轻轻剥开，在

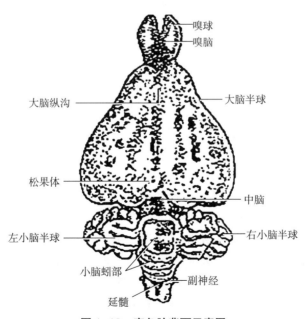

图1-18　家兔脑背面示意图

沟底部可见联络两半球的纤维束，即胼胝体。

2. 家兔大脑皮层分离术　家兔麻醉后俯卧位保定于兔台上，用手术刀沿头部眉间至枕部将头皮纵行切开，以刀柄剥离肌肉与骨膜，在距正中线 1 cm 左右的颅骨处用骨钻开孔，勿伤及硬脑膜，再以骨钳将创口向前扩大，暴露大脑前端，向后扩展到枕骨结节，暴露双侧大脑半球的后缘。若有出血可用骨蜡止血。在接近头骨中线和枕骨时，要特别注意防止伤及矢状窦与横窦，以免大量出血。由于硬脑膜紧贴在颅骨内面骨膜上，有时易与颅骨同时被取下，须用较小的镊夹起硬脑膜，仔细剪去。暴露出大脑皮层，即可按实验要求进行操作、观察。

注意：暴露大脑皮层后，将 37℃ 左右的液状石蜡滴在皮层表面，防止干燥。

（三）颈部手术

颈部手术主要以家兔、犬、猫、大鼠、豚鼠为实验对象，其目的在于暴露气管、分离神经、分离血管并做相应的插管等。动物采用仰卧位保定于手术台上。

1. 颈部切开　剪去颈前部皮肤上的毛，用手术刀在喉头与胸骨上缘之间沿颈腹正中线做一切口。切口长度：大鼠或豚鼠为 2.5 ~ 4 cm，家兔、猫为 5 ~ 7 cm，犬为 10 cm。用止血钳分离皮下结缔组织，然后将切开的皮肤向两侧拉开，可见颈部有 3 条浅层肌肉。

（1）胸骨乳突肌：起自胸骨，斜向外侧方头部颞骨的乳突处，在犬称为胸头肌。左、右胸骨乳突肌呈"V"形斜向分布。

（2）胸骨舌骨肌：起自胸骨，止于舌骨体，位于颈腹正中线，左、右两条平行排列，覆盖于气管腹侧面。

（3）胸骨甲状肌：起自胸骨和第 1 肋软骨，止于甲状软骨后缘正中处。

2. 气管分离及插管术　气管位于颈部正中，被胸骨舌骨肌和胸骨甲状肌覆盖。分开左、右胸骨舌骨肌，在正中线的结合处，用止血钳沿其中线插入并向前、后两端扩张创口，也可用两示指沿左、右胸骨舌骨肌中缝轻轻向下、向上拉开，然后将左、右胸骨舌骨肌向两侧拉开，即可暴露气管。将喉头下方的气管与食管之间的结缔组织分离，穿线备用。

在甲状软骨下 1 ~ 2 cm 处两软骨环之间横向切开气管前壁（切开气管口径的一半左右），再用眼科剪向头端做一个约 0.5 cm 的纵切口，使整个切口呈"⊥"形。清理气管内的分泌物或血液，然后一手提起气管下的缚线，另一手将一口径适当的气管插管由切口向肺端插入气管腔内，用备用线结扎紧，然后将结扎线固定于气管插管的分叉处。插管后须仔细检查有无出血。

3. 颈部神经、血管的分离　分离颈部较粗大的神经或血管时，先用止血钳将神经或血管周围的结缔组织稍加分离，然后在神经或血管附近结缔组织中插入大小合适的止血钳，顺着神经或血管走行方向扩张止血钳，钝性分离其周围结缔组织。分离细小神经或血管时，要特别注意保持局部的自然解剖位置，不要弄乱结构关系，同时用玻璃分针轻轻地进行分离。分离组织时，用力方向应与神经或血管的走行方向一致（图 1-19）。

分离完毕，在神经或血管下面穿浸有生理盐水的细线（根据需要穿 1 根或 2 根），以备予以刺激时提起或结扎之用。然后用浸有温热生理盐水的纱布盖在切口组织上，保持组织湿润。

4. 颈外静脉的分离与插管 在急性动物实验中，颈外静脉插管常用于注射各种药物、采血、输液和测量中心静脉压。

家兔和犬的颈外静脉较粗大，是头颈部的静脉主干。颈外静脉分布很浅，位于颈部皮下胸骨乳突肌的外缘。分离时，将皮肤的一侧切开，用手指在颈部皮肤外面向上顶起，即可看到呈暗紫色的颈外静脉，用止血钳沿血管走行方向钝性分离静脉周围的结缔组织。

准备长短适当、内径为 0.1～0.2 cm 的塑料管或硅胶管，插入端剪成斜面，另一端连接输液或静脉压测量装置。颈外静脉插管时先用动脉夹夹

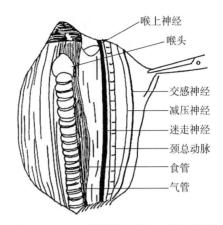

图1-19 家兔颈部的神经和血管示意图

闭静脉近心端，待静脉充盈后再结扎远心端。用眼科剪在结扎段静脉上靠远心端结扎处，呈 45° 角剪一 "V" 形斜口，然后将充满肝素生理盐水溶液的管子插入管腔内，用备用线打结扎紧。取下动脉夹，把管子慢慢向右心房方向送至所需长度。测量中心静脉压时，家兔需插入约 5 cm，犬插入约 15 cm，此时插管口在上腔静脉近右心房入口处，可从中心静脉压计中观察到液面停止下降并随呼吸明显波动。如果颈外静脉用作注射、输液等，管子一般送入 2～3 cm 即可。家兔选用颈外静脉较好，犬则多用股静脉。

5. 颈总动脉的分离与插管 在急性动物实验中，颈总动脉插管作测量动脉血压或放血用。

颈总动脉位于气管两侧，其腹面被胸骨舌骨肌和胸骨甲状肌覆盖。分离两条肌肉之间的结缔组织，即可找到呈粉红色较粗大的血管，用手指触之有搏动感，即为颈总动脉。

颈总动脉与颈部神经被结缔组织膜包在一起，称为颈部血管神经束。用左手拇指和示指抓住颈皮和颈肌，以中指顶起外翻，右手持蚊式止血钳或玻璃分针，沿血管神经的走行方向分离出颈总动脉。操作时应注意颈总动脉在甲状腺附近有一较大的侧支，为甲状腺前动脉，分离时勿将其扯断。分离过程中，需经常用生理盐水湿润手术野，并拭去附近的血液。为便于插管或做颈总动脉减压反射等操作，颈总动脉应尽量分离得长些（大鼠、豚鼠 2～3 cm，家兔 3～4 cm，犬 4～5 cm）。颈总动脉插管所用管子同颈外静脉，其内充满肝素生理盐水溶液。分离的颈总动脉下置两根备用线，一根结扎动脉远心端，另一根打一活结于动脉夹与远心端结扎线之间，用于固定插管。远心端结扎，近心端用动脉夹夹闭后，做血管切口同颈外静脉，插入管子至动脉管腔内 1～2 cm，牢固固定，然后再围绕管子打结固定，以免滑脱。测量前暂勿放开动脉夹。

6. 颈部具体神经的分离

（1）颈部迷走、交感及减压神经的分布情况：颈部神经的分布因动物种类而异。

家兔：在颈部分离出气管后，可见其外侧由结缔组织包绕颈总动脉与 3 根粗细不同的神经形成的血管神经束。3 根神经中最粗者即为迷走神经，呈白色；较细者为颈部交感神经干，呈灰白色，交感神经干有分支支配心脏；最细者为减压神经，属于传入性神经，其神经末梢分布在主动脉弓血管壁内（图1-20）。减压神经一般介于迷走和交感神

经之间，但其位置常有变异，且变异率很大。

猫：交感神经与迷走神经并列而行，交感神经较细而迷走神经较粗大，减压神经并入迷走神经中移行。

犬：在颈总动脉背侧仅见一粗大的神经干，称为迷走交感神经干。迷走神经的结状神经节与交感神经的颈前神经节相邻。迷走神经于第1颈椎下面进入颈部，与交感神经干紧靠而行并被一总鞘包裹，联合而成迷走交感神经干，但进入胸腔后，迷走神经即与交感神经分开移行。

（2）颈部迷走、交感及减压神经的分离方法：其分离暴露方法同颈总动脉。可根据神经的形态、位置和走行方向等特点辨认3根神经，辨认时可用眼科镊将颈血管神经束附近的结缔组织膜夹住，轻轻向外侧拉，或在颈总动脉下穿一根线，轻轻提起，即可看到血管、神经自上而下排列在结缔组织膜上。迷走神经和交感神经很容易辨认，而减压神经仅在

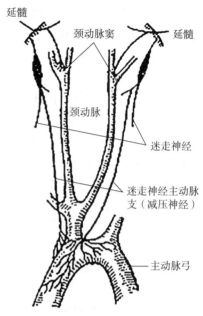

图1-20 家兔减压神经分布示意图

家兔为一条独立的神经，在人、马、猪、犬等动物，此神经并不单独走行，而是走行于迷走交感神经干或迷走神经中，故分离时需加以注意。因减压神经较细，极易受损，分离时遵循"先神经后血管，先细后粗"的原则进行。神经分离长度一般为2~3 cm，游离后的神经用浸有生理盐水的细线各打一虚结后备用。

（3）颈部膈神经的分离方法：暴露气管和胸骨乳突肌后可见一静脉紧贴于皮下走行于胸骨乳突肌的外缘，此为颈外静脉。用止血钳轻轻将颈外静脉和胸骨乳突肌向深处分离，当分离到气管边缘时，可见沿后外方走行的较粗的臂丛神经，其内侧有一条较细的神经，约在颈部下1/5处横跨臂丛神经并与之交叉，向内后走行，即为膈神经。用玻璃分针小心地将膈神经分离出1~2 cm，并于神经下置一生理盐水湿润的线备用。如需在实验中记录电位，可小心剥去神经干周围的结缔组织膜，则记录电位幅度提高。

（四）胸部手术

1. 胸部切开　家兔麻醉后，仰卧位保定，接上动物呼吸机。剪除手术区被毛，沿胸骨正中线切开皮肤直至剑突上，可见胸骨及覆盖于胸腔外侧和腹侧壁的胸肌。胸肌分为浅、深两层：①胸浅肌较发达，包括两部分，即位于前部的胸薄肌和位于后部的胸大肌，它们起自胸骨柄，向下至侧面止于肱骨的内侧面；②胸深肌比胸浅肌厚，也分为两部分，它们直接起自胸骨，向前上方覆盖，分别止于锁骨和锁骨下肱骨上缘。

于正中线左缘1~2 cm处自第2肋骨下至剑突上切开胸肌，分离后可见肋间肌。肋间肌位于肋骨间隙处，包括内、外两层，都是短肌束，在肋间神经的调节下共同参与吸气、呼气运动。找到第3、4、5肋骨附着点，用骨剪自肋间斜插入胸腔剪断肋软骨（或用手术刀刀刃向上挑断肋软骨），再向上至第2肋，向下至第7、8肋剪断肋骨，然后用小拉钩或小开胸器拉开胸壁，即可见心包及搏动的心脏。

注意：①开胸切口要求距正中线不得太远，以免伤及胸内动脉；②向下剪断肋骨时，需注意保护膈肌；③放置拉钩时，将湿润的生理盐水纱布放在胸壁切口左侧缘，以防造成气胸；④肋间动脉分支走行于肋间肌、肋骨和胸膜之间，手术中应避免损伤；⑤分离神经需用玻璃分针，避免用金属器械或手捏碰神经。

2. 冠状动脉结扎术

（1）家兔心脏的血液供应：来自左、右冠状动脉。冠状动脉起自主动脉根部，主动脉瓣前方的左、右两壁处。左冠状动脉主干位于动脉圆锥和左心耳之间（长度一般不超过 3 mm），下行至冠状沟后即分为两个主要分支：①前降支，下行至心脏腹侧面、左右心室之间的前纵沟。前降支较短，约 61% 止于前纵沟上 1/3 处，到达中 1/3 处者仅占 34%。按照前降支发出分支的不同，又可将其分为两型，先发出圆锥支者为第一型，先发出左室支者为第二型。第一型前降支细小，而左室支粗大，可下行至心尖附近。②左旋支，发自左冠状动脉主干，被左心耳掩盖，行于房室沟内。左旋支在向左走行过程中逐渐向下偏离房室沟走向心左缘，在行程中发出左室支和左房支。左室支极粗大，沿心左缘呈反"S"形向心尖走行，下行达心尖。左室支在行程中发出左室前支和左室后支，其供应范围包括左心室前、后壁及乳头肌。左房支由左旋支起始部发出，较为恒定，发出后即分成 2 支，一支水平向左营养左心房前部，另一支右行于左心房与主动脉之间，达左心房后部。

（2）手术方法：用镊小心提起心包膜，用眼科剪将其前部剪开，找出冠状动脉前降支及左室支，有的家兔前降支明显，有的则不明显，而左室支粗大。左手示指缠绕湿纱布后轻轻将心脏向右方翻动一个角度，即可见一穿行于浅层心肌下、纵行到心尖的较粗大的反"S"形血管，即为冠状动脉左室支。用止血钳将左心耳轻轻提起，用小号持针器夹持眼科圆形弯针，在冠状动脉前降支根部下左侧约 1 cm 处（或左室支管壁下）刺入，结扎动脉。为减少侧支循环，增加心肌缺血、心肌梗死范围，可在结扎线下约 0.5 cm 处再穿线进行第 2 次冠状动脉结扎。结扎完毕后可迅速见到心室前壁、心尖区心肌颜色出现变化，心肌收缩减弱。

注意：剪心包膜时要轻柔、细致，以免弄破胸膜。

（五）腹部手术

麻醉动物，仰卧位保定于手术台上，腹部剪毛，自剑突下沿腹部正中线切开腹壁，打开腹腔（图 1-21）。

1. 胆总管插管　剑突下正中切开长约 10 cm 的切口，打开腹腔，沿胃幽门部找到十二指肠，于十二指肠上端背面可见一黄绿色较粗的肌性管道，即为胆总管。在近十二指肠处仔细分离胆总管，并在其下方穿一棉线备用，在靠近十二指肠处的胆总管上剪一小口，向胆囊方向插入细塑料管并结扎固定。塑料管插入胆总管后，即可见绿色胆汁从插管流出；

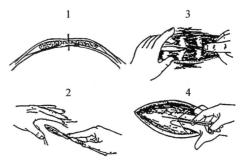

图 1-21　腹部手术示意图

1. 腹正中切口正确位置；2. 用手术刀切开皮肤；

3. 沿腹白线开腹；4. 用手术剪开腹手法

如未见胆汁流出，有可能是未插入胆总管内，应取出重插。

注意：插管需与胆总管平行，胆汁引流才通畅。

2. 膀胱与输尿管插管 常用犬、家兔等做膀胱或输尿管插管手术。

（1）膀胱插管：于耻骨联合上方沿正中线做一 4 ~ 5 cm 长切口，再沿腹白线切开腹腔，暴露膀胱，将其上翻。在膀胱顶部血管较少的部位剪一小口，插入膀胱插管，用线将切口处的膀胱壁结扎固定于插管上。

注意：膀胱插管的另一端（尿液出口处）应低于膀胱水平。

（2）输尿管插管：手术基本同膀胱插管。将膀胱翻至体外后，在膀胱底两侧辨认输尿管，在输尿管靠近膀胱处，轻轻分离周围组织，从两侧输尿管下方穿线各打一松结，用眼科剪于输尿管上剪一小口，将充满生理盐水的细塑料管向肾方向插入，扎紧松结。两侧输尿管均以同样方式插入插管，连接一"Y"形管引出体外，此时可见尿液从插管中慢慢逐滴流出。

注意：①辨认输尿管时，需与输精管加以区别；②插管要插入输尿管管腔内，避免插入管壁肌层与黏膜之间；③插管方向应与输尿管方向一致，勿使输尿管扭转而妨碍尿液的流出。

（六）股部手术

麻醉动物，仰卧位保定于手术台上。

1. 股动脉、股静脉和股神经的分离 用手在后肢根部触及动脉搏动部位，沿血管走行方向做一长 4 ~ 5 cm 的切口，可见在耻骨肌与缝匠肌后部的后缘之间形成的三角区，即为股三角。由股动脉、股静脉、股神经组成的血管神经束即从股三角内通过。股神经位于股三角区外侧，股静脉位于内侧，股动脉位于中间偏后（图 1-22）。

分离时，可用蚊式止血钳在耻骨肌与缝匠肌相交处小心地沿缝匠肌后部内侧缘分离，其下方即可见深筋膜包围着的血管神经束。仔细分离深筋膜，并分离各血管、神经，穿线备用。

2. 股动脉、股静脉的插管 插管方法同颈总动脉、颈外静脉的插管，动物肝素化后进行。通过股静脉插管进行股静脉输血或药物注射等。

（七）常用动物离体标本的制备

离体组织器官法是将要研究的某一组织或器官从活的或刚死去的动物体上分离出来，放置于适宜环境下观察其功能状态的一种实验方法。下面介绍几种常用动物离体标本的制备。

1. 离体坐骨神经 – 腓神经标本 动物多用蛙或蟾蜍。

（1）破坏脑和脊髓：用自来水冲洗蛙表面以

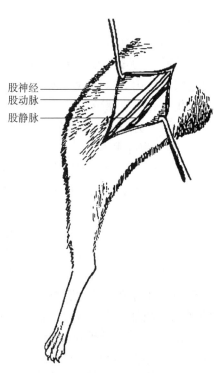

股神经
股动脉
股静脉

图 1-22 股部手术示意图

去除黏液。左手握蛙，用拇指按压背部，示指按压头部前端使其前俯，右手持探针由头端沿正中线向后滑动，至耳鼓膜后缘连线前约 3 mm 处可触及一横沟，其中点相当于枕骨大孔。将探针由此垂直刺入，向前进入颅腔，左右摆动探针，破坏脑组织。将探针退至枕骨大孔处，针头向后，刺入椎管，反复提插以破坏脊髓。此时，蛙四肢松软、反射消失、呼吸消失，表明脑和脊髓已破坏完全。

（2）剪除躯干上部及内脏：打开体腔，左手夹持蛙的大腿部，使蛙头和内脏自然下垂，右手持粗剪刀在骶髂关节水平以上 1 cm 处剪断脊柱，去除内脏及头胸部，留下后肢、骶骨、部分胸段和腰段脊柱及紧贴于脊柱两侧的坐骨神经。

（3）剥皮、分离两腿：剪去肛周一圈皮肤，然后一手捏住脊柱断端，另一只手捏住断端皮肤边缘，用力向下剥掉全部后肢皮肤，再用粗剪刀将脊柱沿正中线剪开分为两半，标本浸浴在盛有任氏液的培养皿中。

（4）游离坐骨神经：将一标本腹面朝上置于蛙板上，用玻璃分针沿脊柱旁游离坐骨神经，后将标本背面朝上放置，沿神经沟找出坐骨神经的大腿段（图 1-23），用玻璃分针仔细剥离，剪断坐骨神经的所有分支，游离神经至腘窝处。在脊柱根部的坐骨神经上穿一线并结扎。

（5）制备坐骨神经 – 腓神经（胫神经）标本：坐骨神经在腘窝上方分为胫神经和腓神经两支。剪断胫神经，游离腓神经。腓神经在腓肠肌沟内下行至足部，游离腓神经至踝关节水平后用线结扎并剪断，同时剪断脊柱根部的坐骨神经。手持结扎线将神经轻轻提起，即为坐骨神经 – 腓神经标本。也可剪断腓神经而分离胫神经，制成坐骨神经 – 胫神经标本。

标本制成后，在任氏液中浸泡 10 ~ 20 min，待其兴奋性相对稳定后即可用于实验。

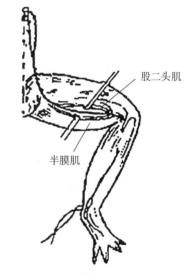

股二头肌

半膜肌

图 1-23　坐骨神经标本背面示意图

注意：①制备坐骨神经干标本时应做钝性分离，动作轻柔细致，避免过度牵拉或用金属器械、手捏碰神经干；②制备标本时应随时滴加任氏液于神经干以保持神经湿润。暂时不用的神经应浸泡于任氏液中保存。

2. 离体骨骼肌标本　动物多用蛙或蟾蜍。

（1）离体坐骨神经 – 腓肠肌标本

1）游离坐骨神经。见离体坐骨神经 – 腓神经标本制备第（1）~（4）步骤。

2）将游离干净的坐骨神经于脊柱根部（留一小点脊柱骨）剪断并放置于腓肠肌上（图 1-24a），在膝关节周围剪掉全部大腿肌肉并用粗剪刀将股骨刮干净，然后在股骨上中部剪去上段股骨，保留下 2/3 股骨（图 1-24b）。用镊将腓肠肌跟腱分离并穿线结扎，结扎后剪断跟腱。游离腓肠肌至膝关节处，然后从膝关节囊将小腿其余部分剪掉，仅保留腓肠肌起始点与骨的联系（图 1-24c），这样就完成了一个具有附着在股骨上的腓肠肌并带有支配腓肠肌的坐骨神经的标本。

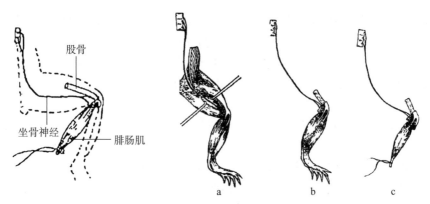

图 1–24　离体坐骨神经 – 腓肠肌标本制备法

注意：①制备过程中，勿使动物的皮肤分泌物和血液等沾染于神经和肌肉上，以免影响组织的功能；②避免用金属器械和手捏碰支配腓肠肌的神经分支。

（2）离体蛙腹直肌标本：破坏蛙脑和脊髓后，将其仰卧位保定于蛙板上，沿腹正中线剪开皮肤，暴露出自剑突至耻骨联合处的左右两条腹直肌，中间可见腹白线。用剪刀沿腹白线将两条腹直肌分开并与两侧腹斜肌分离，在每条腹直肌（宽 0.5 cm、长 2~2.5 cm）的两端穿线结扎，剪断后浸于任氏液中备用。

3. 离体蛙心标本　用于离体心脏实验的动物分为变温动物和恒温动物，实验中常使用变温动物蛙类的心脏进行观察。

破坏蛙脑和脊髓后仰卧位保定，剪开胸壁，暴露心脏。用眼科镊提起心包膜，右手持眼科剪在心脏收缩时小心将其剪破，完全暴露心脏。在两个主动脉干下各穿两根线，并将其中一根打一活结备用。右主动脉结扎，用眼科镊轻提左主动脉，右手用眼科剪在动脉圆锥的前端沿向心方向剪一"V"形切口，然后将装有任氏液的蛙心插管从切口插入主动脉，轻轻向右主动脉方向移动插管，使插管长轴与心脏一致，当插到动脉圆锥时，再将插管稍向后退，使尖端向动脉圆锥的背部后方及心尖方向推进，于心室收缩时将插管经主动脉瓣插入心室（切忌用力过大和插管过深，以免心壁堵住插管尖端），此时可见插管内液面随蛙心舒缩而上下波动，立即将预先准备好的活结扎紧，并固定于插管的侧钩上。用吸管吸去蛙心插管内任氏液及血液，以任氏液冲洗 1~2 次，然后剪断两主动脉弓，轻提蛙心插管，以抬高心脏，在心脏背面静脉窦与腔静脉交界处用线结扎（注意勿结扎静脉窦），剪断结扎线上的血管，使心脏与蛙体分离。用任氏液将蛙心插管内血液冲洗数次，直到灌流液无色为止，保持插管内液面高度恒定，即可固定后备用（图 1–25）。

注意：①在左主动脉剪口前，应先使蛙心插管的细端置动脉球处与动脉平行再选择适宜的剪口，以免剪口过高或过低；②插好插管的蛙心存放在冰箱内，可供数日使用；③保持离体心脏外部湿润。

4. 离体主动脉条标本　实验对象多为家兔（大鼠）。猛击动物头部致死，立即剖开胸腔，分离胸主动脉，尽可能于近心脏处把其切断，迅速置于盛有克氏液并通以 95% 氧气及 5% 二氧化碳的培养皿中，剔除血管外结缔组织及脂肪，洗去血凝块，轻轻套在直

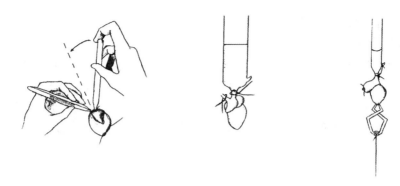

图 1-25　斯氏蛙心插管法及装置

径较主动脉稍小的玻璃棒上，然后用眼科剪将主动脉做螺旋形剪开，制成宽约 3 mm、长 1.5 ~ 2 cm 的主动脉条，两端分别用线结扎，置于盛有克氏液并通以 95% 氧气及 5% 二氧化碳的恒温 37℃ 的麦氏浴管内，平衡 90 ~ 120 min 后进行实验。也可把胸主动脉剪成多个宽 2 mm 的动脉环代替动脉条做实验。

注意：①标本勿用手拿，应以镊夹取，且不可在空气中暴露过久，以免失去敏感性；②克氏液必须用新鲜蒸馏水配制；③余下的动脉条连同克氏液置于 4℃ 冰箱中，1 ~ 2 天内仍可用于实验；④采用大鼠主动脉条时，可制成宽 2 ~ 2.5 mm、长 2 ~ 3 cm 的标本。

5. 离体肠管标本　实验对象为家兔、豚鼠、大鼠等哺乳类动物。实验前动物禁食数小时。用木槌猛击动物头枕部，待其昏迷后立即剖开腹腔，找到胃幽门与十二指肠交界处，以此为起点取 20 ~ 30 cm 长的肠管，或找到回盲瓣，逆行拉出回肠，取 20 ~ 30 cm 长的肠管。将与肠管相连的肠系膜沿肠缘剪去，迅速将标本放在 4℃ 的台氏液中，进一步剔除附着的脂肪组织和肠系膜。用台氏液冲洗肠腔至基本洁净后，将肠管分剪成 2 ~ 3 cm 长的数段，置于 4℃ 台氏液中浸泡待用，也可根据实验要求把肠段制成纵肌或环肌标本。

注意：①冲洗肠管时，动作应轻柔，不宜高压冲洗以免组织挛缩；②实验后余下的肠段连同台氏液置于 4℃ 冰箱中，12 h 内仍可使用。

6. 离体子宫标本　子宫平滑肌标本多取自大鼠。

取 160 ~ 240 g 健康雌性大鼠，断乳后即与雄性鼠隔离，于实验前 38 ~ 42 h 皮下注射己烯雌酚 0.4 ~ 0.6 mg 以促使动物进入动情前期，然后用阴道涂片法选择动情前期动物供实验用。

用颈椎脱臼法处死大鼠，仰卧位保定后剖腹，用镊轻轻拨开附在肠系膜上的脂肪，可见一粉红色的卵巢和与它相连的子宫角，末端是阴道。迅速从卵巢与子宫之间剪断，下端在阴道处剪断，取出子宫，立即置于盛有乐氏液的平皿中。皿内放少许棉花，将子宫平放在浸湿的棉花上，仔细剥离附着于子宫壁上的结缔组织和脂肪，然后将子宫的两角在其相连处剪开，取一条子宫角，两端分别用线结扎，供实验用。

注意：①操作过程避免过度用力牵拉，以免损伤子宫组织，操作时间越短越好；②为更好地保护子宫组织，可将其置于低钙且供氧的乐氏液中；③根据实验要求亦可选用雌性未孕豚鼠制作离体子宫标本。

7. 离体气管标本　多取自豚鼠。

（1）气管连环标本：豚鼠 1 只，体重 500 g，用木槌击毙，立即从腹面正中切开皮肤和皮下组织，细心分离出气管，自甲状软骨下剪下整段气管，置于盛有克氏液的平皿中，剥除气管周围组织。从软骨环之间由前向后和由后向前进行交叉横切，均不完全切断而保留一小段。从上到下横切 10~15 mm，然后两端缝上线，一端固定，另一端拉开，即成气管连环。

（2）气管螺旋条标本：将气管由一端向另一端螺旋形剪成条状，每 2~3 个软骨环剪 1 个螺旋；亦可用一根直径 2~3 mm 的玻璃棒或竹棒，将气管套在其上，用剪刀剪或用手术刀切成螺旋状。可将整个螺旋条作为一个实验标本，也可将半段螺旋条作为一个标本。

注意：分离气管及制作气管螺旋条标本时，动作要敏捷而轻柔，切勿用镊夹伤气管平滑肌。

（秦　燕　田新雁　陆　丽）

第五节　常用实验动物生理常数

Section V　Physiological parameters of common laboratory animals

在机能学实验中会有一些常用的实验动物生理常数，现列表如下（表 1–3 至表 1–9）。

表 1–3　实验动物血液学主要常数

动物种类	红细胞数（×10¹²/L）	血红蛋白（g/L）	红细胞压积（%）	红细胞平均体积（fL）	红细胞平均血红蛋白量（pg）
大鼠	7.3	152	45	62	21
小鼠	8.6	142	45	51	17
豚鼠	5.4	134	43	81	25
家兔	6.2	134	39	60	23
犬	6.7	165	47	70	25
猫	7.5	125	36	48	17
猴	5.4	130	40	73	24
马	10.1	150	44	44	15
绵羊	12.0	120	32	32	10

表 1-4 实验动物白细胞分类正常值

动物种类	白细胞数（×10⁹/L）	多核细胞（%, ×10⁹/L）		淋巴细胞（%, ×10⁹/L）		单核细胞（%, ×10⁹/L）		嗜酸性粒细胞（%, ×10⁹/L）		嗜碱性粒细胞（%, ×10⁹/L）		血小板（×10⁹/L）
大鼠	9.8	19	1.9	76	7.4	2.7	0.26	1.6	0.16	0.0	0.00	–
小鼠	9.2	20	1.8	80	7.3	0.2	0.02	0.9	0.08	0.0	0.00	232
豚鼠	9.9	33	3.9	55	5.4	2.7	0.30	3.5	0.38	0.3	0.00	–
家兔	8.1	32	2.7	63	5.2	4.1	0.29	1.3	0.10	2.4	0.19	650
犬	11.5	64	7.3	30	3.4	3.0	0.35	4.0	0.46	0.0	0.00	293
猫	13.2	59	7.8	34	4.5	2.5	0.26	4.6	0.60	0.0	0.00	300
猴	11.3	45	5.1	50	5.7	2.0	0.23	3.0	0.34	少	少	450
马	7.3	54	4.2	29	2.3	5.0	0.33	5.0	0.38	0.6	0.04	235
绵羊	7.4	27	2.0	63	4.6	3.0	0.20	6.0	0.40	1.0	0.10	–

表 1-5 常用实验动物血压正常值

动物种类	性别	平均动脉压（mmHg）	测量时条件	测量方法	测量例数
大鼠	雄	88 ± 10.7（SE）	乙醚麻醉	主动脉插管	20
小鼠	–	99 ± 2（SE）	同上	尾部间接测压	40
豚鼠	–	57.2	戊巴比妥麻醉	颈总动脉插管	8
家兔	雄	90	同上	同上	20
犬	–	133 ± 2.7（SE）	同上	同上	30
猫	–	133 ± 9（SE）	同上	同上	6
猴	–	110 ± 10（SD）	乙醚麻醉	主动脉插管 *	13

注：SE 为标准误，SD 为标准差。

* 经座椅训练 1 周，行主动脉插管测量血压。

表 1-6 常用实验动物心率正常值

动物种类	性别	心率（次/min）	测量时条件	测量方法	测量例数
大鼠	雄	373 ± 7.7（SE）	戊巴比妥麻醉	心电图测量	22
小鼠	–	376 ± 4.9（SD）	同上	同上	10
豚鼠	雄	7.26	笼中静止时	同上	5
家兔	–	12	戊巴比妥麻醉	同上	5
犬	–	121 ± 19（SD）	经训练、清理	同上	30
猫	–	213 ± 14（SE）	戊巴比妥麻醉	颈总动脉插管	6
猴	雄	227	氯丙嗪、座椅	心电图测量	4

表 1-7　常用实验动物呼吸频率正常值

动物种类	性别	呼吸频率（次 /min）	测量例数	测量时条件	测量方法
大鼠	–	85.5	35	–	呼吸描记器
小鼠	–	94	10	戊巴比妥麻醉	同上
豚鼠	–	60±20（SD）	10	同上	同上
家兔	雄（幼）	56	5	同上	（未注明）
犬	–	28.2±3.25	39	同上	体积描记仪
猫	–	30	4	戊巴比妥麻醉	呼吸描记器
猴	雄	40	8	经座椅训练	同上

表 1-8　常用实验动物体温正常值

动物种类	性别	年龄	体温（℃）	测定部位	测量例数
大鼠	雄	1 年以上	36.7±0.9（SD）	直肠	10
小鼠	雄	4 个月 ~ 1 年	36.5±1.3（SD）	直肠	50
豚鼠	雄	1 ~ 2 年	39.2±0.7	直肠	6
家兔	雄	1 ~ 5 年	39.6	直肠	33
犬	–	成年	38.2±0.6（SD）	直肠（麻醉）	77
猴	雄	成年	39.7±0.1（SD）	同上	40

表 1-9　常用实验动物氧耗量、代谢率正常值

动物种类	性别	外界温度（℃）	测定条件	测定例数	氧耗量 [mL/（g·h）]	代谢率 [Cal/（m²·h）]	体表面积（m²）计算公式（体重以 g 为单位）
大鼠	雄	28	睡、空腹	42	0.69±0.023（SE）	–	
大鼠	雄	27	空腹	10	–	28.29±0.41（SD）	$m^2 = 9 \times$（体重）$^{2/3}$
小鼠	–	31 ~ 31.9	安静	50		26.6±1.2	$m^2 = 9.1 \times$（体重）$^{2/3}$
豚鼠	–	30 ~ 30.9	空腹	6		24.70±0.41（SD）	$m^2 = 9 \times$（体重）$^{2/3}$
豚鼠	–	25	安静	6	0.833	–	–
家兔	–	28 ~ 32	基础情况	20		26.00	$m^2 = 0.001 \times$（体重）$^{2/3}$
犬	雄	24	安静	9	–	28.00	$m^2 = 0.107 \times$（体重）$^{0.66}$
猴	雄	–	–	6	0.432	24.91	$m^2 = 11.7 \times$（体重）$^{2/3}$

（赵　跃　陆　丽）

第六节 实验常用仪器

Section Ⅵ Experimental apparatus

一、BL-420 生物信号采集与处理系统

（一）概述

计算机生物信号采集与处理系统应用最新的电脑集成化（集成电路和即插即用）和可升级、扩展功能的软件技术，实现了晶体管旧式线路仪器的放大器、示波器、记录仪、刺激器等性能低的仪器经一定组合才可实现的生物信号观测与记录，成为 21 世纪新一代生物信号采集、放大、显示、记录与分析的功能全面和方便使用的实验系统（图 1-26）。自 20 世纪 90 年代末临床应用的仪器已广泛电脑化，医学生尽早掌握此类仪器有利于基础与临床的衔接。如 Windows 下的各种不同类型软件共享，实现了强大的图形分析和统计处理，能以各种形式网络化组合建成功能更强大的网络课室，成为能实现"实验数据采集＋数据统计分析＋多媒体教学＋教学管理"一体化的现代化实验教学实验室。

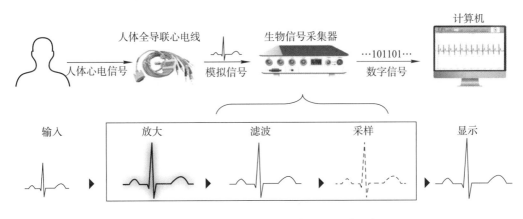

图 1-26　计算机生物信号采集与处理系统示意图

（二）计算机生物信号采集与处理系统的模块特点

1. 程控放大器　放大倍数高，有很好的抗干扰能力，记录的数字化数据可以在实验结束后进行处理。其抗干扰性、可靠性等指标大大高于普通生物电放大器。同时放大器的增益、滤波和时间常数等仪器参数可以用配置文件快捷设定或在实验时个别调节。

2. 软件系统　模块化程序设计，全中文菜单和下拉菜单及键盘与鼠标兼容的操作方式，易于掌握。多种方式采样，实时存盘，具有数字滤波、自动分析、项目标记、波形编辑、打印输出和在线帮助等多项功能。

3. 记录的反演与模拟　实验记录内容通过反演功能可进行反复观察，也可以进一步剪辑成多媒体课件。一些实验项目有模拟实验内容（实际相当于实验的多媒体课件），便

于学生阅览没有安排操作的实验。记录的反演与模拟实验是传统仪器所没有的功能，对开展远程教育、扩大学生的知识面很有实用价值。

4. 参数配置 做一项实验，按实验要求将放大倍数、滤波、时间常数、采样周期和刺激参数选择好，通过实验得到好的效果后，即可把当时设置的参数存为软件的配置文件，供以后实验调用。在每次实验结束关机时，系统将自动保存当时实验参数为默认配置，简化了同类实验的操作步骤。

5. 信息处理 软件系统充分发挥计算机的特点，附有微分、积分、均值、方差、计数、滤波等实验数据统计分析处理功能。操作项目可通过鼠标直接标记在记录曲线上，并可自由编辑其内容。

6. 操作提示 对实验步骤、手术操作及注意事项提供在线智能化提示，随操作过程以文字等形式在提示栏显示，可帮助学生较准确地掌握仪器的应用，提高操作水平，并获得较好的实验结果记录。

7. 参数调定 技术人员要在仪器购置后完成放大器的增益、调零和定标功能调定，并用程序密码等将增益和定标功能锁闭，以防学生改动。学生在实验开始前须检查零基线等指标，但是在实验过程中不要随便改变仪器参数，以免影响测量结果。

8. 剪辑 实验结束后，对记录曲线重新剪辑，在编辑之前先将原始数据存盘备份。用鼠标拖动（按住左键）选择需要的部分，经重构后，重组记录曲线。剪辑可反复进行。如对重构结果不满意，可后退复原，重新剪辑直至满意为止。在剪辑时改变曲线的前后顺序要慎重，以免变更原来结果。

9. 注意事项 本类仪器系统配套，并要求使用时的计算机外壳须接安全地线。

10. 配置和保存配置 按照仪器软件系统提供的通道和指标等可以灵活选择各种适宜实验需要的配置，即实验的控制参数组合。将此符合实验需要的配置用文件菜单栏的"保存配置"功能保存成为模块，可供以后随时调用。配置实验参数时可以参照表1-10。

表 1-10 常见生理信号记录参数参考表

实验项目	采样周期（ms）	增益	滤波（Hz）	时间常数（s）	注
神经干动作电位	0.03	100	10 000	0.001	
皮层诱发电位	0.05 ~ 0.2	2 000	1 000	0.01	叠加
肌电（蛙腓肠肌）	0.05	200	10 000	0.01	
膈神经放电	2 ~ 10	10 000	10 000	0.01	
减压神经放电	2 ~ 5	10 000	10 000	0.01	
蛙心电（直接）	10 ~ 20	500	100	0.1	
家兔、鼠心电	2 ~ 10	1 000	100	0.1 ~ 1	
脑电（家兔）	5 ~ 50	5 000	10 ~ 100	0.1 ~ 0.01	
动脉血压，心室压	10 ~ 50	50	30	DC	
中心静脉压	10 ~ 50	500	30	DC	

续表

实验项目	采样周期（ms）	增益	滤波（Hz）	时间常数（s）	注
呼吸（气管）	10～50	2 000	3	DC	
蛙心收缩	10～50	500	30	DC	
肠、血管平滑肌条	50～500	500	3	DC	
记滴	20～50	\	\	DC	

DC：直流信号。

（三）BL-420 生物信号采集与处理系统介绍

1. 硬件组成　BL-420 生物信号采集与处理系统是一种配置在计算机上的智能化的四通道生物信号采集、放大、显示、记录及数据处理系统。它具有记录仪、示波器、放大器、刺激器、心电图仪等传统的机能实验常用仪器的全部功能，并且具有传统仪器所无法实现的数据处理和分析功能。它由以下几个部分构成。

（1）计算机。

（2）BL-420 生物信号采集和放大器。

（3）换能器和电极。

（4）前面板：BL-420 系统硬件前面板上主要包含系统的工作接口。这些接口包括4 个通道信号输入接口，信息显示屏，记滴输入接口，刺激输出接口，全导联心电输入接口，以及监听输入接口（图 1-27）。

（5）后面板：BL-420 系统硬件后面板连接是系统正常工作的基础。后面板上通常为固定连接口，包括 12 V 电源接口、接地柱、A 型 USB 接口（长方形，与计算机连接）、B 型 USB 接口（正方形，升级固件程序）、多台设备级联的同步输出和输入接口（图 1-28）。

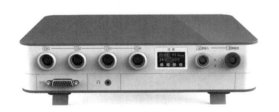

图 1-27　BL-420 系统硬件前面板

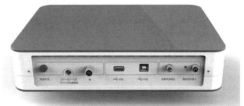

图 1-28　BL-420 系统硬件后面板

2. 软件介绍

（1）系统启动：BL-420 生物信号采集与处理系统的主要功能是完成生物机能实验，主菜单主要包括以下各部分内容：硬件设备正确连接指示、主界面介绍、开始实验、暂停和停止实验、保存数据、数据反演、实验报告功能、刺激器的使用。

在开始实验前，首先要确认 BL-420 系统硬件是否与计算机连接正确，是否可以与BL-420 软件进行正常通信。

先打开 BL-420 系统硬件设备电源开关，然后启动 BL-420 系统软件。如果 BL-420 硬件和软件之间通信正确，则 BL-420 系统软件顶部功能区上的"开始"按钮变为可用（图 1-29）。

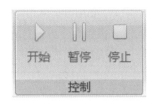 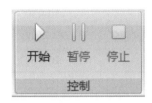

（a）"开始"按钮为灰色（硬件设备未连接）　　（b）"开始"按钮可用（硬件设备连接成功）

图 1-29　功能区上"开始"按钮的状态变化

（2）系统软件基本功能及使用

1）软件主界面：BL-420 系统软件主界面中包含功能区和 4 个主要的视图区，分别为实验数据列表视图区、波形显示视图区、刺激器视图区和其他视图区（图 1-30）。主界面各区域功能说明见表 1-11。

视图区是指一块独立功能规划的显示区域，这些区域可以装入不同的视图。在 BL-420 系统软件中，除了波形显示视图不能隐藏之外，其余视图均可显示或隐藏。其余视

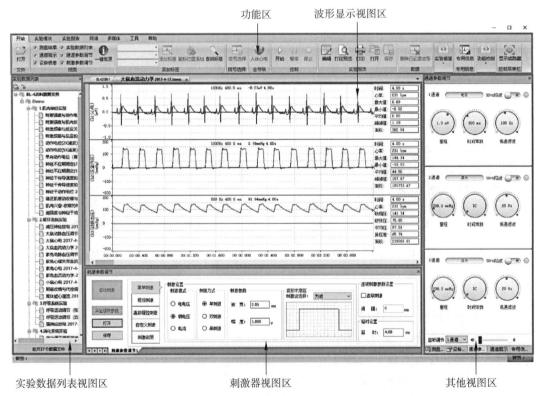

图 1-30　BL-420 系统软件主界面

表 1-11　主界面各区域功能说明

序号	区域名称	功能说明
1	功能区	主要功能按钮的存放区域，是各种功能的起始点
2	实验数据列表视图区	默认位置的数据文件列表，双击文件名直接打开该文件
3	波形显示视图区	显示采集到或分析后的通道数据波形
4	刺激器视图区	刺激参数调节和刺激发出控制区
5	其他视图区	该视图包含多个页卡，可切换显示测量结果视图、设备信息视图、通道参数调节视图、专用信息视图等

图中除顶部的功能区之外，还可以任意移动位置。在其他视图中通常还会有被覆盖的视图，包括通道参数调节视图、快速启动视图及测量结果视图等。

2）开始实验：BL-420 系统提供 3 种开始实验的方法，分别是从实验模块启动实验、从信号选择对话框进入实验或者从快速启动视图开始实验。

① 从实验模块启动实验：选择功能区"实验模块"栏目，然后根据需要选择不同的实验模块开始实验（图 1-31），例如，选择"循环"→"期前收缩 – 代偿间歇"，将自动启动该实验模块。

从实验模块启动实验时，系统会自动根据用户选择的实验项目配置各种实验参数，包括采样通道数、采样率、增益、滤波、刺激等参数，方便快速进入实验状态。实验模块通常根据教学内容配置，因此通常适应于学生实验。

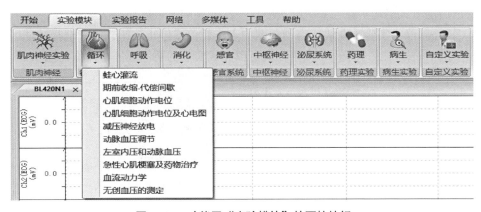

图 1-31　功能区"实验模块"的下拉按钮

② 从信号选择对话框启动实验：选择功能区"开始"→"信号选择"按钮（图 1-32），系统会弹出一个信号选择对话框（图 1-33）。在信号选择对话框中，实验者可根据自己的实验内容，为每个通道配置相应的实验参数，这是最为灵活的一种实验启动方式。

③ 从快速启动视图启动实验：适用于快速打开上一次实验参数。第一种方法可以从快速启动视图中的启动按钮开始实验，第二种方法可以从功能区"开始"菜单栏中的

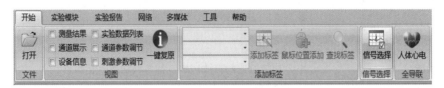

图 1-32 功能区"开始"栏中的"信号选择"功能按钮

图 1-33 信号选择对话框

"开始"按钮快速启动实验（图 1-34）。在第一次启动软件的情况下快速启动实验，系统会采用默认方式，即同时打开 4 个心电通道的方式启动实验。如果在上一次实验停止后使用快速启动方式启动实验，系统会按照上一次实验的参数启动本次实验。

3）暂停和停止实验：在快速启动视图中点击暂停或停止按钮，或者选择功能区"开始"栏中的"暂停"或"停止"按钮，就可以完成实验的暂停或停止操作（图 1-35）。

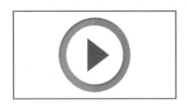

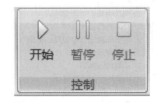

（a）快速启动视图中的启动按钮　　（b）功能区"开始"栏中的"开始"按钮

图 1-34 快速启动实验按钮

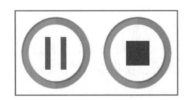

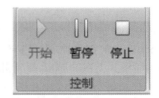

（a）快速启动视图中的暂停、停止按钮　　（b）功能区"开始"栏中的"暂停""停止"按钮

图 1-35 暂停、停止实验按钮

暂停是指在实验过程中停止快速移动的波形，便于仔细观察分析停留在显示屏上的一幅静止图像的数据。暂停时硬件数据采集的过程仍然在进行但数据不被保存，重新开始采集的数据恢复显示并被保存。

停止是指停止整个实验，并将数据保存到文件中。

4）保存数据：当单击停止按钮的时候，系统会弹出一个询问对话框询问是否停止实验，如果确认停止实验则系统会弹出"另存为"对话框让用户确认数据保存文件的名称和位置（图1-36）。文件的默认命名为"年_月_日_NoX.tmen"。用户可以自己修改存储的文件名，点击"保存"即可完成数据保存操作。

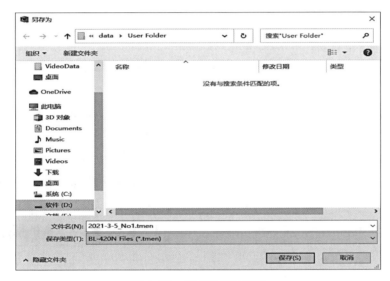

图1-36 保存数据对话框

（3）常用功能介绍

1）数据反演：指查看已保存的实验数据。有2种方法可以打开反演文件：①在实验数据列表视图中双击要打开的反演文件的名字（图1-37）。②在功能区的"开始"栏中选择"文件"→"打开"命令，将弹出与图1-37相似的打开文件对话框，在打开文件对话框中选择要打开的反演文件，然后单击"打开"按钮。

BL-420系统软件可以同时打开多个文件进行反演，最多可以同时打开4个反演文件（图1-38）。

2）实验报告功能：实验完成后，用户可以在软件中直接编辑和打印实验报告，对于编辑后的实验报告可以直接打印，也可以存储在本地或者上传到NEIM-100实验室信息化管理系统（需要实验室独立配置）。实验报告的相关功能可以在功能区"开始"栏→"实验报告"分类中找到，包括5个与实验报告相关的常见功能（图1-39）。

① 编辑实验报告：选择图1-39中的"编辑"按钮，系统将启动实验报告编辑功能。实验报告编辑器相当于在Word软件中编辑文档（图1-40）。

② 打印和预览实验报告：单击"打印"功能按钮，将打印当前编辑好的实验报告。

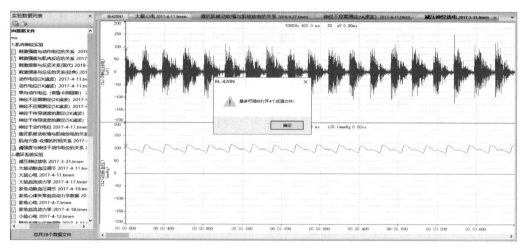

图 1-37 同时打开 2 个反演文件进行数据反演

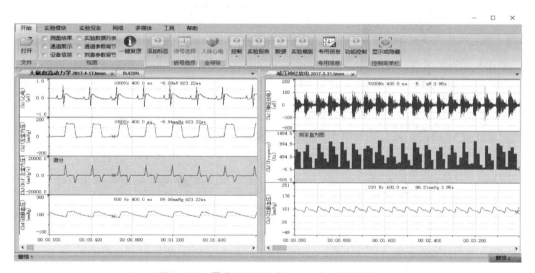

图 1-38 最多可以同时打开 4 个反演文件

打印前可通过"打印预览"按钮对打印样式进行预览。

③ 存储实验报告:单击"保存"功能按钮,将存储当前编辑好的实验报告。

④ 打开已存储实验报告:单击"打开"功能按钮,打开已存储在本地的实验报告。

图 1-39 功能区"开始"栏中与实验报告相关的功能

3)刺激器的使用:通过选择功能区"开始"栏中的"刺激器"选项框可以打开刺激器参数调节视图。视图从上到下、从左到右依次分为 6 个部分:"启动刺激"按钮、"实验模块参数"按钮、"打开"按钮、"保存"按钮、刺激设置区、波形示意区(图 1-41)。

①"启动刺激":单击"启动刺激"按钮可以按照刺激器当前设置参数启动 BL-420 系统硬件,向外输出刺激信号。

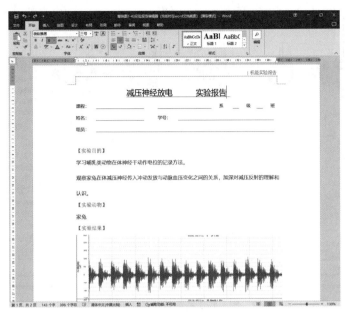

图 1-40　实验报告编辑器

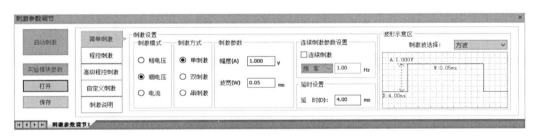

图 1-41　刺激器参数调节视图

②"实验模块参数"：当打开的是系统模块实验，并且该实验有刺激参数时，"实验模块参数"按钮才可用。点击"实验模块参数"后会弹出实验参数界面。

③ 刺激设置区：设置刺激模式、刺激方式，调整单个刺激的基本参数及连续刺激参数等。

4）波形显示视图说明：BL-420 系统软件波形显示视图是采集到生物信号的主要显示区域，该区域主要由 7 个部分组成，包括波形显示区、顶部信息区、标尺区、测量信息显示区、时间坐标显示区、滚动条及双视分隔条（图 1-42）。各部分的功能说明见表 1-12。

5）单通道显示和多通道显示切换：BL-420 系统可以同时记录 1～n 个通道生物信号，n 的最大值为 128（含分析通道）。通常情况下，波形显示视图根据用户选择的记录信号数自动设置相应的通道数，当多个通道同时显示时，各通道平分整个显示区域。在通道较多的情况下，每个通道的垂直显示方向较窄，不易观察波形，此时，用户可以在要观察的通道上双击鼠标左键，从而在单通道显示方式和多通道显示方式之间切换（图 1-43）。

6）复制通道波形：系统可以复制用户所选择的信号波形。步骤：①在选择区域的左

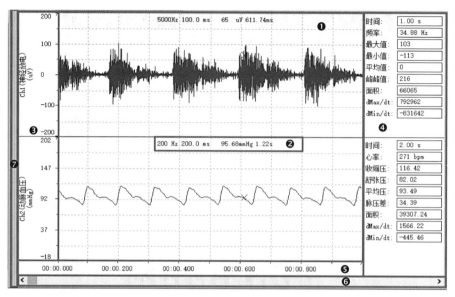

图 1-42　BL-420 系统软件的波形主显示视图

注：图中标号同表 1-12 中序号

表 1-12　波形显示视图各部分功能说明

序号	区域名称	功能说明
1	波形显示区	以通道为基础同时显示 1～n 个通道的信号波形
2	顶部信息区	显示通道基本信息，包括采样率、扫描速度和测量数据等
3	标尺区	显示通道幅度标尺，幅度标尺用于对信号的幅度进行定量标识
4	测量信息显示区	显示通道区间测量的结果
5	时间坐标显示区	显示所有通道的时间位置标尺，以 1 通道为基准
6	滚动条	拖动定位反演文件中波形的位置
7	双视分隔条	拖动双视分隔条可以实现波形的双视显示，用于波形的对比

上角按下鼠标左键；②在按住鼠标左键不放的情况下向右下方移动鼠标以确定选择区域的右下角；③在选定右下角之后松开鼠标左键完成信号波形的选择。

　　波形选择完成后，被选择波形可能会结合坐标轴、右侧测量信息、防伪码等，以图形的方式被复制到计算机内存中。此后可以在 Word 文档中或编辑实验报告中粘贴选择的波形（图 1-44）。

　　7）波形的上下移动：用户可以在通道中上下移动波形。步骤：①在通道标尺区按下鼠标左键；②在按住鼠标左键不放的情况下上下移动鼠标，此时，波形会跟随鼠标的上下移动而移动；③确认好波形移动的位置后松开鼠标左键完成波形移动（图 1-45）。

　　8）波形的放大和缩小：为了便于观察，用户可以放大或缩小通道中的波形。步骤：①将鼠标移动到通道左边标尺区中；②向上滑动鼠标滚轮放大波形，向下滑动鼠标滚轮

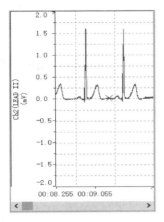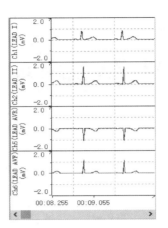

（a）单通道显示方式　　　　　（b）多通道显示方式

图 1-43　BL-420 系统软件的单通道显示方式和多通道显示方式

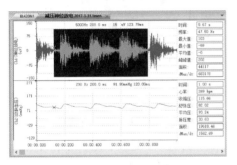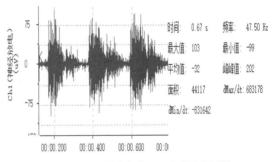

（a）以反显方式显示的信号选择区域　　　（b）选择区域粘贴到 Word 文档中的图样

图 1-44　BL-420 系统复制通道波形的方法

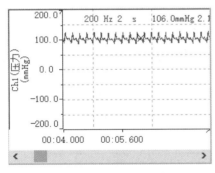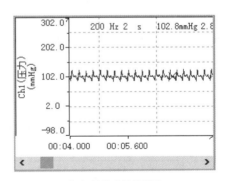

（a）在通道选择要移动的波形　　　　　（b）释放选择的波形

图 1-45　BL-420 系统上下移动通道波形的方法

缩小波形；③在标尺区中双击鼠标左键，波形会恢复到默认标尺大小（图 1-46）。

9）波形的压缩和扩展：将鼠标移动到波形显示通道中，向上滑动鼠标滚轮扩展波形，向下滑动鼠标滚轮压缩波形（图 1-47）。

10）添加"M"标记："M"标记用于配套鼠标移动时的单点测量。在数据反演时，

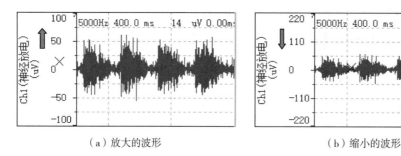

（a）放大的波形　　　　　　　　　　　（b）缩小的波形

图 1-46　BL-420 系统单通道波形的放大和缩小

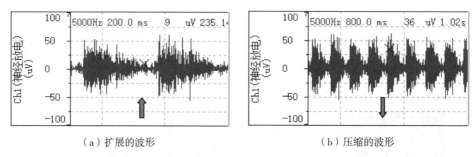

（a）扩展的波形　　　　　　　　　　　（b）压缩的波形

图 1-47　BL-420 系统单通道波形的扩展和压缩

鼠标在波形线上移动，鼠标点的信号值及相对于屏幕起点的时间被计算出来并显示在通道的顶部信息区。如果通过该命令在波形上添加"M"标记，则移动鼠标测量的结果是"M"标记点和鼠标点之间的信号幅度差和时间差，此时，顶部信息区显示的信号值和时间值的前面都会添加一个"Δ"标志，表示差值（图 1-48）。

（4）数据分析和测量功能说明：数据分析和测量是 BL-420 系统的重要功能之一。数据分析通常是对信号进行变换处理，例如频谱分析，是将时域信号变换为频谱信号；而数据测量则是在原始数据的基础上对信号进行测量得到某些结果，例如心率的计算等。BL-420 系统软件提供的数据分析方法包括微分、积分、频率直方图、频谱分析、序列密度直方图和非序列密度直方图等。

1）启动数据分析：所有分析功能的启动方式相同，都是在通道相关的快捷菜单中选择相应的命令。启动通道分析功能后，系统会自动在该通道下面插入一个新的分析通道

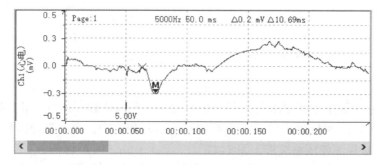

图 1-48　BL-420 系统波形上添加的"M"标记

来显示对原始分析数据的转换结果。例如：对 1 通道进行积分，在 1 通道相关快捷菜单中选择"积分"命令，系统会自动插入一个灰色背景的积分通道（图 1-49）。

除频谱分析和非序列密度直方图之外，其余分析通道的放大和缩小、压缩和扩展的操作与数据分析通道操作相同。

2）关闭数据分析通道：在波形显示区的数据分析通道上点击鼠标右键，弹出右键菜单，选择"关闭分析"，即可关闭该数据分析通道。

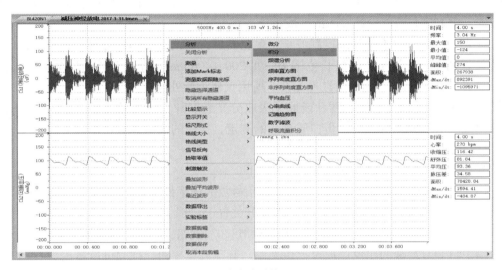

（a）启动前

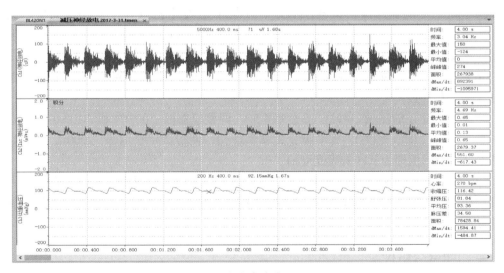

（b）启动后

图 1-49 启动积分分析

二、分光光度计

1. 分光光度计的工作原理 分光光度计是根据物质对光的选择性吸收来测量微量物

质浓度的仪器。其基本原理是溶液中的物质在光的照射激发下，产生了对光吸收的效应。物质对光的吸收具有选择性，不同的物质具有其各自的吸收光谱，因此一束单色光通过溶液时，其能量就会被吸收而减弱，光能量的吸收与该物质浓度的关系符合朗伯－比尔定律，用公式表示为：

$$T = I/I_o \qquad A = -\lg T = KbC$$

T 为透光率，I_o 为入射光强度，I 为透射光强度，A 为吸光度，K 为吸收系数，b 为液层厚度，C 为溶液中物质的浓度。由上式可知，当入射光波长、吸收系数和液层厚度不变时，吸光度与溶液中物质的浓度成正比。

分光光度计采用单色器来控制波长，单色器可将连续波长的光分解，从中得到任一所需波长的单色光。常用的波长范围为：① 200～400 nm 的紫外光区；② 400～760 nm 的可见光区；③ 2.5～25 μm 的红外光区。所用仪器为紫外分光光度计、可见光分光光度计（或比色计）、红外分光光度计或原子吸收分光光度计。分光光度计可用于常规的吸光度测定、吸收光谱的扫描、蛋白质含量的测定、核酸的测定等。常用的分光光度计有721 型、722 型和751 型。

2. 722 型光栅分光光度计　使用方法如下。

（1）将灵敏度调节旋钮调置"1"，此时信号放大倍率最小。

（2）接通电源，仪器预热 20 min，选择开关置于"T"档（即透光率）。

（3）开启试样室盖（光门自动关闭），调节"0"旋钮，使数字显示为"00.0"。

（4）将装有溶液的比色皿放至比色架中。旋动波长旋钮，把测试所需的波长调节至所需波长刻度线处。

（5）盖上样品盖，拉动试样架拉手，使标准溶液比色皿置于光路位置中，调节"100"旋钮，使数字显示为"100.0"T（若显示不到"100"，可适当增加灵敏度的档位，同时应重复调整仪器的"00.0"）。

（6）拉动试样架拉手，将被测溶液比色皿置于光路位置中，数字表读数即被测溶液的透光率（T）值。

（7）吸光度 A 的测量。参照（3）和（5），调整仪器的"00.0"和"100.0"。将选择开关置于"A"（即吸光度），旋动吸光度调零旋钮，使得数字显示为".000"，然后移入被测溶液，显示值即为试样的吸光度值。

（8）浓度 C 的测量。选择开关旋至"C"，将已标定浓度的溶液移入光路位置，调节浓度旋钮，使得数字显示为标定值。将被测溶液移入光路，即可由数字显示器读出相应的浓度值。

三、血气分析仪

血气分析仪用于测定血液的 pH、二氧化碳分压（$PaCO_2$）、氧分压（PaO_2）三项基本指标，参考血红蛋白（Hb）的数据可以计算出其他诊断指标如 HCO_3^-、碱剩余（BE）、氧饱和度（SO_2）等。

各种型号仪器基本组成均相同，性能类似，其核心部分是组装在血样通道上依次排列的 pH、$PaCO_2$、PaO_2 电极，以及电信号的测量仪器、恒温设备、进样和清洗装置。电极的定标除了 pH 标准液外，还应有两种不同浓度的 CO_2（约 5% 及 10%），因此需供应经过严格鉴定的 CO_2 气体。有的仪器备有气体混合器及空气压缩机，只要备有纯 CO_2 即可自动配气。此外就是微处理机部分，有的可以储存数据。

血气分析仪类型很多，国内临床及实验室用得最多的为 ABL 系列分析仪。最新产品均配有键盘、显示器、打印机及计算和控制操作程序，操作已全自动化，使用很方便。另外随着体内电极的发展，目前已有体内血气分析仪器。

四、HW200S 恒温平滑肌实验系统

（一）概述

HW200S 恒温平滑肌实验系统是配套于生物机能实验系统的仪器设备（图 1-50）。它主要用于平滑肌、离体肠管等生理实验中，调节和维持实验环境（如实验药液）温度，从而保证离体平滑肌的生理活性，使相关实验顺利进行。该设备为观察到明显的实验现象和得到准确的实验数据提供了有力保障。

（二）功能特点

整机简洁，系统配套完善，是高度自动化的恒温实验工作系统，可进行药液自动预热、自动移液，并有自动废液收集系统（自动吸取废液装置＋废液收集盒）；实验槽具有准确的刻度（最小分辨率为 1 mL），便于用户定量分析；实验窗口设有照明系统，方便标本观察；系统配有微调装置，可精确调整预张力范围；系统具有三重防干烧保护功能，更安全可靠；具有漏电保护装置，保护实验者安全；可切换氧气、空气输入；采用进口的数字温度传感器。

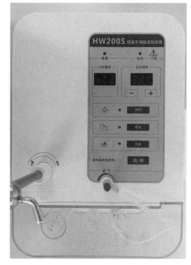

图 1-50　HW200S 恒温平滑肌
实验系统正面

（三）使用步骤

1. 将仪器的电源与外电相连，打开电源开关。

2. 将排水阀门（在仪器的侧面）调节至"关"档，再在水浴池中加入蒸馏水，水面至实验管的 20 mL 刻度处。

3. 按下"启/停"按钮，仪器开始加热。

4. 分别在预热管和储液管中加入实验用药液，按下"移液"按钮不放，预热管内液体将移至实验管内，当药液加至 20 mL 时松开"移液"按钮，系统停止移液。

5. 开机后仪器默认的设置温度为 37℃，可根据实验要求通过"＋""－"按钮调节设置温度。每按一次向上或向下调节 0.1℃。

6. 调节调气旋钮，顺时针为调小，逆时针为调大，为实验管中的药液输送氧气。

7. 待温度达到设置温度后，将标本一端固定在进气支架的标本柱上，另一端固定在张力传感器上。

8. 需要更换实验管内液体时，按下"排液"按钮，系统开始排液；当实验管内液体

完全排出至废液收集盒中时，再按下"排液"按钮，系统停止排液。随后再按步骤 4 将预热管中的液体移至实验管内。

（钮荣祥 陆 丽 胡亚荣）

数字课程学习

✍ 自测题

第二章

神经、肌肉实验

第一节 刺激强度和刺激频率对骨骼肌收缩的影响

Section Ⅰ Effects of stimulus intensity and
frequency on skeletal muscle contraction

【课前思考】

1. 什么是阈刺激、阈上刺激和最适刺激？
2. 复合收缩是如何产生的？什么是不完全强直收缩和完全强直收缩？

【实验目的】

1. 学会坐骨神经－腓肠肌标本的制备。
2. 观察和分析不同刺激强度和频率与骨骼肌收缩反应的关系。
3. 学习使用 BL–420 生物信号采集与处理系统。

【实验原理】

肌肉组织具有兴奋性（excitability），受到有效刺激后会产生动作电位而发生兴奋，其外在表现为收缩。当刺激坐骨神经－腓肠肌标本时，由于坐骨神经干是由许多兴奋性不同的神经纤维组成，在一定的刺激时间下，能引起一些兴奋性较高的神经纤维产生兴奋，表现为受这些神经纤维支配的肌纤维发生收缩的刺激强度称为阈强度（threshold intensity），相当于阈强度的刺激称为阈刺激（threshold stimulus）。随着刺激强度的不断增加，兴奋的神经纤维数增多，肌肉收缩反应逐步增大，当刺激强度增加到某一数值时，所有的神经纤维都被兴奋，肌肉产生最大的收缩，此时的刺激强度为最适刺激强度，该刺激为最适刺激。介于阈刺激和最适刺激间的刺激为阈上刺激，相应的刺激强度称为阈上刺激强度。

在一定的刺激强度下，不同的刺激频率可使肌肉表现出不同的收缩形式。当刺激频率较小，刺激的间隔大于一次肌肉收缩的收缩期与舒张期之和时，肌肉的收缩表现为一连串的单收缩（single twitch）；随着刺激频率的增加，如果刺激间隔大于一次肌肉收缩的收缩期而小于收缩期与舒张期之和，则后一次的肌肉收缩落在前一收缩的舒张期内，出现锯齿状的不完全强直收缩（incomplete tetanus）；如果刺激的间隔小于一次肌肉收缩的收缩期，则后一次收缩落在前一收缩的收缩期内，锯齿波消失，出现收缩曲线平滑的完全强直收缩（complete tetanus）。这种肌肉收缩波形的部分或全部融合，又称复合收缩。通常所说的强直收缩是指完全强直收缩，在正常机体内骨骼肌的收缩几乎全是完全强直收缩。

【实验对象】

牛蛙。

【实验材料】

1. 实验器材 蛙类手术器械1套（探针1根，玻璃分针2根，玻板、蛙板各1块，培养皿1个，大、小烧杯各1只，滴管1支，镊1把，止血钳1把，粗剪刀、直剪刀、眼科剪各1把，丝线，锌铜弓等），BL-420生物信号采集与处理系统，张力换能器，神经标本屏蔽盒，铁支架，双凹夹。

2. 实验试剂 任氏液。

【实验内容】

1. 坐骨神经–腓肠肌标本制备

（1）破坏脑和脊髓：取牛蛙1只，用自来水冲洗干净后用纱布包裹全身，只露头部。以左手无名指和小指夹住牛蛙的后肢，中指抵住牛蛙的前肢，拇指抵住背部，示指压住头部前端并使头尽量前俯。右手持探针，沿牛蛙颅骨中线向后滑动至略感凹陷处即为枕骨大孔部位（图2-1a），从枕骨大孔垂直刺入，向前刺入颅腔，左右搅动捣毁脑组织（图2-1b），然后将探针退至皮下，倒转针尖向后刺入椎管，上下提插破坏脊髓（图2-1c），直至牛蛙四肢松软即可。

（2）剪除躯干上部及内脏并剥去皮肤：用粗剪刀在骶髂关节水平上1.0~1.5 cm处剪断脊柱，左手握住牛蛙后肢，用拇指压住骶骨，使牛蛙头和内脏自然下垂，右手持粗剪刀，沿骶骨两侧剪开腹壁，剪去内脏及其头、胸部（注意勿损伤坐骨神经），保留下段脊柱、后肢和坐骨神经（图2-2）。脊柱两旁可看到坐骨神经。剪去肛周皮肤，左手持镊夹住脊柱断端（注意不要碰触坐骨神经），右手捏住皮肤边缘逐步向下剥离全部皮肤（图2-3）。剥皮后的标本浸泡在盛有任氏液的培养皿中。清洗手和用过的手术器械，再

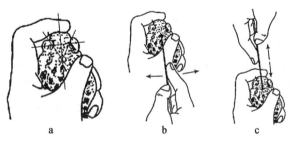

图 2-1 破坏牛蛙的脑和脊髓的方法

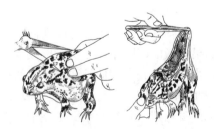

图 2-2 剪除牛蛙躯干上部及内脏

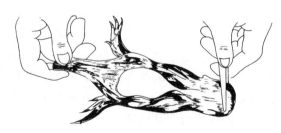

图 2-3 剥离牛蛙后肢皮肤

进行下一步操作。

（3）分离双后肢：用粗剪刀沿脊柱和骨盆的正中线将脊柱分为两半，并从耻骨联合正中央剪开两大腿，然后将完全分离的双后肢浸于盛有任氏液的培养皿中备用。

（4）制备坐骨神经－腓肠肌标本：将一后肢标本腹面朝上置于蛙板上，用玻璃分针沿脊柱旁游离坐骨神经，并于坐骨神经干起始处留 1~2 节脊柱，将坐骨神经分离到大腿根部，再纵向分离股二头肌和半膜肌间的坐骨神经沟并找出坐骨神经，沿神经分离两侧骨骼肌，沿途剪断坐骨神经分支直到腘窝处，制成坐骨神经－小腿标本。在腘窝下方分离腓肠肌至足部，剪断腓肠肌跟腱，并用线结扎备用，制成坐骨神经－腓肠肌标本，将标本置于任氏液中浸泡 10~15 min。

（5）检测标本兴奋性：用沾有任氏液的锌铜弓触及坐骨神经中枢端，如果腓肠肌发生迅速而明显的收缩，说明标本具有兴奋性。标本浸入盛有任氏液的培养皿中备用。

2. 连接标本与仪器　将标本的股骨固定在神经标本屏蔽盒内，坐骨神经轻放在神经标本屏蔽盒的电极上，腓肠肌跟腱用线扎紧并与张力换能器相连，张力换能器与 BL-420 生物信号采集与处理系统连接。注意不要牵拉过紧，使肌肉处于自然长度。

3. 实验观察项目

（1）刺激强度和骨骼肌收缩的关系：打开计算机，进入 BL-420 生物信号采集与处理系统操作界面。依次点击"实验模块"→"肌肉神经实验"，选择"刺激强度与反应的关系"，出现"参数设置"对话框，根据实验需要输入合适的数据后点击"开始实验"，进入信号记录状态。

当给予神经一个弱刺激时肌肉无收缩反应，随着刺激强度增大，当刺激刚好能使骨骼肌出现微小收缩时的刺激强度为阈强度或阈值。继续增加刺激强度，骨骼肌收缩幅度随之增大，直至连续 3、4 个收缩幅度不再随刺激增大而发生改变，此时的最小刺激强度为最适刺激强度，此刺激即为最适刺激。

注意：实验方式最好选择"程控"，因为选择"非程控"时，每一次刺激需重新设置刺激强度，然后按"启动刺激"后才有刺激输出；可对"参数设置"对话框的参数（起始刺激强度、刺激强度增量、刺激时间、刺激次数等）进行调节，以期记录到理想的图形。

（2）刺激频率和骨骼肌收缩的关系：选择"刺激频率与反应的关系"，选择"现代模式"或"经典模式"，然后点击"开始实验"，进入信号记录状态。

选用最适刺激强度按频率阶梯给予标本连续刺激，分别记录不同频率刺激时的骨骼肌收缩曲线变化，观察单收缩、不完全强直收缩和完全强直收缩。

注意："经典模式"只记录 3 组图形（单收缩、不完全强直收缩、完全强直收缩各一组），"现代模式"会记录多组图形。可通过调节"参数设置"对话框的参数来获得满意的图形，其中"经典模式"主要调节刺激强度和刺激频率，"现代模式"主要调节刺激强度和频率阶梯。

【注意事项】

1. 分离神经时需用玻璃分针，避免用手或金属器械接触或夹持神经、肌肉，并且不要过分牵拉神经，以免造成损伤。

2. 实验过程中，注意经常用任氏液湿润标本，以保持其良好的兴奋性。

3. 注意两刺激电极间不要留存液体，以免短路。

4. 每次连续刺激时间不要太长，单刺激或连续刺激后，让肌肉短暂休息，避免标本疲劳。

【讨论】

1. 实验中为什么随着刺激强度增加，肌肉收缩幅度逐渐增大直至不变？

2. 为什么增加刺激频率可以出现肌肉的复合收缩？

3. 兴奋是如何通过神经肌肉接头进行传递的？

【知识拓展】

实验对象——牛蛙

牛蛙与蟾蜍同属于两栖纲（Amphibia），无尾目（Anura），在遗传学分类及结构性能方面均非常接近。因它们的一些基本生命活动及生理功能与恒温动物近似，且其离体组织保持兴奋性所需的条件较简单，易于控制和掌握，所以是医学生理学实验中传统的实验用动物，可利用其开展蛙心灌流、神经干动作电位测定、神经和肌肉标本制作等实验。我国的野生动物保护法规定捕捉蟾蜍是违法的行为，而牛蛙属于经济动物，人工养殖，来源广泛，质量可以得到有效保障，另外牛蛙表面光滑，且没有毒液，可以消除学生对蟾蜍外观和毒液有顾忌及抵触的心理和情绪。依据实验动物"3R"原则，采用可养殖的牛蛙替代蟾蜍开展实验教学，既能满足医学教学需要，又符合法律法规，同时还可提高实验结果的可控性。

（陆　丽　赵　跃）

第二节　神经干动作电位的引导及兴奋传导速度和不应期的测定

Section II Evoked potential of nerve trunk, determination of excitation conduction velocity and refractory period

【课前思考】

1. 什么是静息电位？静息电位是如何产生的？

2. 什么是动作电位？动作电位是如何传导的？

3. 动作电位的特点是什么？

【实验目的】

1. 能描述神经干动作电位的产生机制。

2. 学会神经干动作电位的记录方法。

3. 了解神经干动作电位传导速度及兴奋不应期的测定原理和方法。

【实验原理】

生物细胞在安静时细胞膜两侧存在电位差（膜外为正膜内为负），此为静息电位（resting potential，RP）。可兴奋细胞受到一次有效刺激时，膜电位将发生一次短暂、快速的倒转和复原，此为动作电位（action potential，AP），它是细胞兴奋的标志。AP产生时膜电位由安静时的极化状态（静息电位）转变为膜外为负膜内为正的反极化状态。此时，膜外兴奋区的电位较未兴奋区呈负电位，而膜内电位刚好相反。兴奋区和未兴奋区的电位差产生的局部电流促使相邻未兴奋区发生去极化，而原来的兴奋区则恢复到膜外为正膜内为负的静息电位水平（复极化），从而使兴奋可沿膜传向整个细胞。神经干是由许多兴奋阈值和传导速度不同的神经纤维组成的，其动作电位是各神经纤维峰电位的总和，为复合动作电位，其电位幅度在一定范围内会随刺激强度的变化而变化。故神经干动作电位与单根神经纤维的动作电位是不同的。

如果将两个记录引导电极置于兴奋性正常的神经干表面，神经干一端兴奋时，其兴奋会传向另一端并依次通过两个记录引导电极，此时会记录到两个方向相反的电位波，即为双相动作电位（biphasic AP）。如果两个记录引导电极之间的神经损伤，则兴奋只能传导至第一个记录引导电极，而不能到达第二个记录引导电极，此时只能记录到一个方向的电位波，称为单相动作电位（monophasic AP）。

神经冲动的传导速度（v）是指动作电位在单位时间（t）内传导的距离（s），可根据神经干上动作电位从一点传导到另一点所需要的时间与这两点间的实际距离来计算（速度=距离/时间，$v=s/t$）。不同类型的神经纤维传导速度各不相同，主要受神经纤维粗细、有无髓鞘和环境温度等因素的影响。

可兴奋组织发生一次兴奋后，其兴奋性将发生周期性变化，依次经历绝对不应期、相对不应期、超常期和低超期，然后再回到正常的兴奋水平。采用双脉冲刺激，可先给予一个最大强度的刺激，在神经发生兴奋后，按照不同时间间隔给予第二个同等强度的刺激，通过调节双刺激间隔，可测得神经干的绝对不应期和相对不应期。

【实验对象】

牛蛙。

【实验材料】

1. 实验器材　蛙类手术器械1套（探针1根，玻璃分针2根，玻板及蛙板各1块，培养皿1个，大、小烧杯各1只，滴管1支，镊1把，止血钳1把，粗剪刀、直剪刀、眼科剪各1把，丝线，锌铜弓等），BL-420生物信号采集与处理系统，神经标本屏蔽盒，记录引导电极，细棉条。

2. 实验试剂　1%盐酸普鲁卡因溶液，任氏液。

【实验内容】

1. 坐骨神经–腓神经标本制备

（1）标本制备的前几步同坐骨神经–腓肠肌标本的制备（详见本章第一节，破坏脑和脊髓、剪除躯干上部及内脏并剥去皮肤、分离双后肢）。

（2）取一只腿放于玻板上，用丝线在近脊柱处结扎坐骨神经干，近中枢端剪断神经干，用玻璃分针将神经干分离到大腿根部，在坐骨神经沟（股二头肌与半膜肌之间的缝隙处）内找出坐骨神经，并分离坐骨神经干至腘窝处，沿途剪断神经分支。坐骨神经干在腘窝处分为外侧的胫神经和内侧的腓神经，沿内侧分离腓神经至踝关节处，将神经剪断，并于近腘窝处剪断胫神经，即可制成坐骨神经－腓神经标本，将其置于盛有任氏液的培养皿中备用。

2. 实验装置连接　BL-420 生物信号采集与处理系统和神经标本屏蔽盒相连接，刺激电极（刺激输出）与 S_1 和 S_2 相连，两对记录引导电极分别与 C_1、C_2 及 C_3、C_4 相连接，地线全部连接至"地"（图 2-4）。神经标本放置于神经标本屏蔽盒内的电极上（神经干粗端靠近刺激电极），并确保标本与电极接触良好（首先让各电极处于同一水平面上），盖好盒盖。

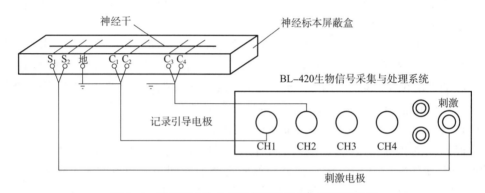

图 2-4　神经干动作电位引导实验装置与连接示意图

3. 实验观察项目　启动 BL-420 生物信号采集与处理系统，进入系统操作界面，依次点击"实验模块"→"肌肉神经实验"→"神经干动作电位的引导"（或"神经干兴奋传导速度的测定"或"神经干兴奋不应期的测定"），设置参数，进入信号记录状态。

（1）双相动作电位

1）刺激参数设为单刺激，点击一次刺激按钮，屏幕上会出现一次动作电位的波形，它由两个方向相反的波组成，此为双相动作电位波（图 2-5）。

2）观察在一定范围内随着刺激强度增大，神经干动作电位波幅的变化。

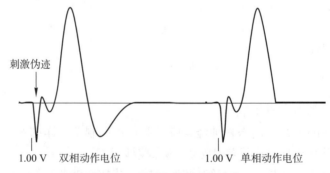

图 2-5　双相和单相动作电位

3）对调记录引导电极 C_1 和 C_2 或增大它们之间的距离，观察动作电位波形有无改变。

4）调换刺激极性（S_1 和 S_2 互换），观察刺激伪迹的波形有何变化。

（2）神经干兴奋传导速度的测定：测量两记录引导电极 C_1 和 C_3 的距离（s）。给神经干一个单刺激产生动作电位，该动作电位经历时间 t_1 后，传至距刺激电极较近的记录引导电极 C_1 和 C_2，引导出第一个动作电位波；经历时间 t_2 后，该动作电位传至距刺激电极较远的另一记录引导

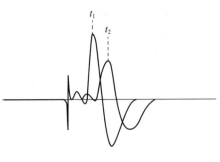

1.00 V 0.05 ms

图 2-6 神经干兴奋传导速度测定

电极 C_3 和 C_4，引导出第二个动作电位波。测出第一个动作电位波到第二个动作电位波的时间差值（$t_2 - t_1$），即为动作电位传导距离 s 所需要的时间（t）。依据 $v = s/t$，即可算出传导速度（v），单位为 m/s（图 2-6）。

简便方法：在 BL-420 生物信号采集与处理系统中选择"神经干兴奋传导速度的测定"后，在对话框中输入 C_1 和 C_3 之间的实际距离，点击"刺激"后，系统会自动显示神经干兴奋传导的速度。

（3）神经干兴奋不应期的测定：选择双刺激，初始间隔时间为 10 ms，可看到与双刺激对应的两个动作电位波。调节两刺激的间隔时间，每次减少 0.1 ms，随着时间间隔的减小，两个动作电位逐渐靠近，当时间间隔减小到某一数值时，第二个刺激产生的动作电位的幅度开始减小，此时两刺激的间隔时间即为"不应期"；继续减小时间间隔，第二个刺激产生的动作电位将不断向第一个刺激产生的动作电位靠拢，幅度也不断减小直至消失。第二个动作电位刚好消失时的间隔时间即为"绝对不应期"的近似值（图 2-7）。"不应期"减去"绝对不应期"就是"相对不应期"。如果第一个刺激作为条件刺激，第二个刺激则为测试刺激，当第二个动作电位消失后，增大测试刺激强度，若动作电位仍不出现，此时两刺激间隔时间才是"绝对不应期"的确切值。

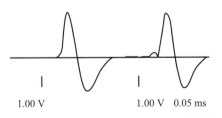 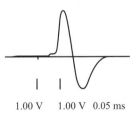

1.00 V   1.00 V 0.05 ms   1.00 V   1.00 V 0.05 ms   1.00 V   1.00 V 0.05 ms

图 2-7 神经干兴奋不应期的测定

（4）单相动作电位：用镊将 C_1 和 C_2（或 C_3 和 C_4）电极之间的神经夹伤（注意不可夹断），以同样参数刺激神经标本，可见动作电位的第二相减小或完全消失，变为单相动作电位（图 2-5）。

（5）麻醉药对神经干兴奋传导的阻滞作用：将浸有 1% 盐酸普鲁卡因溶液的细棉条缠于两个记录引导电极（C_1 和 C_2 或 C_3 和 C_4）之间的神经干上，动作电位的第二相便消

失，记录到单相动作电位。

【注意事项】

1. 神经干标本尽量分离长些，分离干净，注意避免损伤神经干。

2. 在整个实验中，注意经常用任氏液湿润标本，避免标本干燥而失去兴奋性。但又要注意电极间不能有过多的任氏液，以免造成短路。

3. 神经干应与每个电极接触良好。

【讨论】

1. 神经干动作电位的波形与细胞内动作电位的波形有何异同？

2. 实验中随着刺激强度的增大，神经干的动作电位有何变化？为什么？

【知识拓展】

刺 激 伪 迹

刺激器正极发出的刺激电流，经标本表面的导电介质绝大部分从负极回流入地，部分从地电极回流入地，尚有小部分电流弥散至两记录引导电极并在两记录引导电极间产生一电位差信号（图 2-8）。该电位差信号称刺激伪迹（stimulus artifact）。刺激伪迹产生的速度与电流速度相同，因此可以作为刺激的标志。

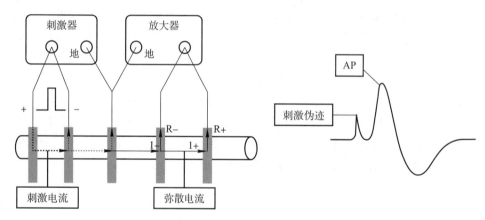

图 2-8　刺激伪迹形成示意图

（陆　丽　赵　跃）

第三节　减压神经的传入放电

Section Ⅲ　Depressor nerve discharge

【课前思考】

1. 减压神经的生理作用是什么？

2. 血压信息在神经传入过程中如何编码？

【实验目的】

1. 学习在体神经活动的记录方法。

2. 理解减压反射对血压的调节作用。

3. 观察不同条件下家兔减压神经传入冲动的发放模式。

【实验原理】

当机体处于不同的生理状态或机体内、外环境发生变化时，可引起各种心血管反射，使心排血量和各器官的血管收缩状况发生相应的改变，动脉血压也可发生变化。这些心血管反射主要包括颈动脉窦和主动脉弓压力感受性反射、心肺感受器引起的心血管反射、颈动脉体和主动脉体化学感受性反射等。其中，压力感受性反射（baroreceptor reflex）在经常地起作用。减压神经是压力感受性反射的传入纤维之一，当动脉血压升高或降低时，主动脉弓压力感受器经减压神经传入冲动也随之增多或减少，使压力感受性反射相应增强或减弱，以保持动脉血压相对稳定。减压反射的效应是使心率减慢，外周血管阻力降低，血压回降，故称为减压反射。减压反射在对动脉血压进行快速调节的过程中起重要作用，使动脉血压不至于发生过大的波动，因此在生理学中将压力感受器的传入神经称为缓冲神经（buffer nerve）。记录减压神经的传入放电情况，可帮助实验者加深对减压反射的理解和认识。

【实验对象】

家兔。

【实验材料】

1. 实验器材　哺乳类动物手术器械 1 套（手术刀、组织剪、止血钳、眼科剪、动脉夹、眼科镊、气管插管、玻璃分针），BL-420 生物信号采集与处理系统，音箱，记录引导电极及支架，血压换能器，动脉套管，注射器（1 mL、5 mL、10 mL）。

2. 实验试剂　生理盐水及液状石蜡（38～40℃），20% 氨基甲酸乙酯，1∶10 000 去甲肾上腺素，1∶10 000 乙酰胆碱。

【实验内容】

1. 麻醉、保定与手术　从家兔耳缘静脉注入 20% 氨基甲酸乙酯（5 mL/kg），待动物麻醉后，仰卧位保定于兔台上。剪去颈部兔毛，于颈部正中切开皮肤。分离颈部的软组织，在气管旁找出一侧的减压神经。用玻璃分针仔细分离出一段减压神经，在神经下穿线备用。在分离神经时尽量避免损伤血管，以免出血影响实验记录，用温热生理盐水随时湿润保护神经。分离另一侧颈总动脉，在肝素化的条件下进行动脉插管术以记录动脉血压。

2. 安置电极　用玻璃分针轻轻地把减压神经放到记录引导电极上，用温液状石蜡棉花覆盖在神经上以防干燥。注意神经不可牵拉过紧，记录引导电极应悬空，不可触及周围组织。颈部切口处用导线使动物接地。

3. 连接 BL-420 生物信号采集与处理系统　将记录引导电极连到 BL-420 生物信号采集与处理系统前面板的 CH1 输入接口，计算机声卡连接音箱。在系统操作界面选择"实验模块"菜单中的"循环"子菜单，随后选择"减压神经放电"实验模块。根据信号窗口中显示的放电波形，适当调节实验参数以获得最佳的实验效果。

4. 实验观察项目

（1）观察减压神经群集放电的节律、波形和幅度。群集放电的节律与心率同步，其幅度为 30 ~ 100 μV，幅度大小随血压高低而变。一簇群集放电的波形呈三角形，幅度先大后小（图 2-9）。在音箱中减压神经放电的声音类似火车开动的声音。

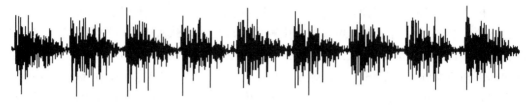

图 2-9 减压神经放电

（2）由耳缘静脉注入 1 : 10 000 去甲肾上腺素 0.3 mL，注意观察血压上升的高度，以及上升过程中减压神经群集放电频率的变化，并关注频率开始增加的时间和不能分辨出群集形成的时间。持续观察到血压恢复至正常为止。

（3）由耳缘静脉注入 1 : 10 000 乙酰胆碱 0.3 mL，观察血压与减压神经群集放电频率的变化及二者的关系，并记录动脉血压。观察动脉血压降低到何种程度时减压神经的群集放电才减少或完全停止，并关注其恢复过程。

（4）切断减压神经，分别在中枢端和外周端记录神经放电。

【注意事项】

1. 分离减压神经时操作应仔细，且动作轻柔，切勿损伤神经纤维。

2. 分离后注意保持神经纤维湿润，否则将影响其传导动作电位的能力。

【讨论】

1. 减压神经放电和动脉血压有何关系？

2. 根据本实验结果，分析减压神经是传出神经还是传入神经？

【知识拓展】

压力感受性反射

减压神经是主动脉弓压力感受器的传入神经，在家兔颈部自成一束，而在人体内并入迷走神经走行。压力感受性反射在心排血量、外周阻力等发生变化的情况下可对动脉血压进行双向快速调节，减少血压波动，是典型的负反馈调节。但在慢性高血压的病理状态下，压力感受性反射出现重调定，使得压力感受性反射功能曲线右移，在更高的血压水平范围工作，仍然有维持血压稳定的作用。

（赵 贝 何夏萍）

第四节　膈神经放电

Section Ⅳ　Phrenic nerve discharge

【课前思考】

1. 呼吸运动的方式有哪些?

2. 脊髓如何参与呼吸运动的调节?

3. 膈肌在呼吸运动过程中起到何种作用?

【实验目的】

1. 学习家兔在体膈神经传出冲动的记录方法。

2. 理解呼吸运动的过程及膈肌在呼吸运动中的作用。

3. 了解呼吸节律的产生机制。

【实验原理】

呼吸运动是一种节律性的活动,其深度和频率随体内外环境的改变而改变。节律性呼吸运动是呼吸中枢节律性活动的反映。呼吸中枢的节律性活动通过支配呼吸肌中的膈神经和肋间神经(传出神经)引起膈肌和肋间肌(效应器)的节律性舒缩活动,从而引起节律性呼吸运动。肺扩张或肺萎陷引起吸气抑制或兴奋的反射称为肺牵张反射(pulmonary stretch reflex)或黑 – 伯反射(Hering–Breuer reflex)。

【实验对象】

家兔。

【实验材料】

1. 实验器材　哺乳类动物手术器械 1 套(手术刀、组织剪、止血钳、眼科剪、动脉夹、眼科镊、气管插管、玻璃分针),BL-420 生物信号采集与处理系统(带监听器和音箱),记录引导电极及固定架,注射器(30 mL、20 mL、1 mL 各 1 支)。

2. 实验试剂　20% 氨基甲酸乙酯、38～40℃生理盐水和医用液状石蜡、CO_2 气囊、尼可刹米注射液。

【实验内容】

1. 麻醉和保定　家兔称重后,用20% 氨基甲酸乙酯(5 mL/kg)经耳缘静脉注射。待麻醉后,仰卧位保定于兔台上。

2. 动物手术

(1)做气管插管:剪去颈部兔毛,于颈部正中做一长约 8 cm 的切口。分离皮下组织及肌肉,分离气管,并做气管插管。

(2)分离膈神经:分离并拉开颈部软组织,可在脊柱腹外侧看到颈椎发出的第 3、4、5 颈神经,自颈椎斜向外侧。甲状软骨下 1～2 cm 处是第 3 颈神经。在颈椎旁的肌肉上可见细的垂直下行的膈神经。膈神经由第 4、5 颈神经的腹支汇合而成,在颈部下 1/5 处与臂丛(由第 5～8 颈神经的腹支汇合而成)交叉,由斜方肌的腹缘进入胸腔。用玻璃分针在臂丛上方分离膈神经 2 cm 左右,穿线置外周端(近心脏)备用。

（3）分离两侧迷走神经并穿线备用。

（4）连接电极：颈部另一侧接地。借助"U"形架做好皮兜，并注入38℃液状石蜡保温，防止神经干燥。用玻璃分针将膈神经放至记录引导电极上。注意神经不可牵拉过紧，记录引导电极应悬空，不要触及周围组织。

3. 仪器连接与调节　记录引导电极的另一接口与BL-420生物信号采集与处理系统的前面板CH1接口相连。从"实验模块"菜单中的"呼吸"菜单项选择"膈神经放电"模块，根据信号窗口中显示的放电波形，再适当调节实验参数以获得最佳的实验效果。

4. 实验观察项目

（1）观察正常呼吸运动与膈神经放电的关系，注意膈神经放电形式及其通过监听器所发出声音的性质（图2-10）。

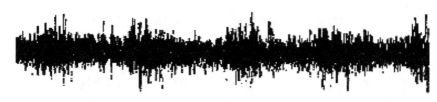

图2-10　正常膈神经放电图

（2）将CO_2气囊上的注射器针头插入气管插管内，打开CO_2气囊上的螺旋夹，给气囊加压，使CO_2冲入气管内，观察膈神经放电和呼吸运动的变化。

（3）由兔耳缘静脉注入稀释的尼可刹米1 mL（内含50 mg药物），观察膈神经放电和呼吸运动的变化。

（4）观察肺牵张反射时膈神经放电的变化。

1）于气管插管的一个侧管上，借细橡皮管连上30 mL注射器，观察一段时间的呼吸运动。在吸气相之末，先将气管插管的另一侧管堵塞，然后立即将注射器内事先装好的空气约20 mL迅速注入肺内，使肺维持在扩张状态，观察呼吸运动和膈神经放电的变化。当呼吸运动恢复后，开放堵塞口。休息片刻，待呼吸运动平稳后，于呼气相之末，再堵塞插管的另一侧管，用注射器抽取肺内气体15～20 mL，使肺维持在萎陷状态，观察呼吸运动和膈神经放电的变化。当呼吸运动恢复后，开放堵塞口。以上观察可反复进行几次。

2）切断一侧迷走神经，观察膈神经放电的变化；再切断另一侧迷走神经，观察膈神经放电的变化。在切断两侧迷走神经后，重复上述向肺内注气或从肺内抽气的实验，观察呼吸运动及膈神经放电是否有改变。

【注意事项】

1. 分离膈神经时动作要轻柔。神经分离要干净，不能有血和组织粘着在神经上。

2. 每项实验做完后，待膈神经放电和呼吸运动恢复正常后，方可继续下一步实验，即要有前后对照。

3. 膈神经放电的观察系其群集放电的频率、振幅。呼吸运动的观察包括它的频率和深度。

4. 用注射器自肺内抽气时，切毋过多，以免引起动物死亡。

【讨论】

1. 试描述膈神经放电的形式。与减压神经放电形式相比较，有何不同？

2. 试述肺牵张反射的反射弧及其生理意义。

【知识拓展】

海姆立克急救法原理

实验证明，呼吸节律起源于延髓，脑桥存在呼吸调整中枢，维持正常呼吸样式。脊髓不产生和调整呼吸节律，只是作为联系脑和呼吸肌的中继站。脊髓中支配膈肌的运动神经元位于第 3~5 颈段脊髓前角，其接受上游呼吸中枢支配。正常呼吸运动过程中，膈神经支配膈肌收缩和舒张，造成膈肌下移和上移，周期性改变胸腔上下径，称为腹式呼吸。人为地加大腹内压，造成膈肌迅速上移，挤压胸腔使胸内气体沿气道快速呼出，即为海姆立克急救法原理。此急救方法由美国医生海姆立克于 1974 年发明，几十年来已经挽救了数十万的生命。

（赵　贝　何夏萍）

第五节　反射弧的分析

Section Ⅴ　Analysis of reflex arc

【课前思考】

1. 反射弧由哪几部分组成？

2. 如何证明中枢某一部位对躯体运动的调节作用？

3. 什么是脊休克？脊休克的表现是什么？

【实验目的】

1. 分析屈肌反射的反射弧组成。

2. 分析反射弧的完整性与反射活动的关系。

【实验原理】

在中枢神经系统参与下，机体对内、外环境变化所做出的规律性应答称为反射（reflex），反射分为条件反射和非条件反射。反射活动的结构基础和基本单位是反射弧（reflex arc），它一般包括感受器、传入神经、神经中枢、传出神经和效应器 5 部分。反射的基本过程是：感受器感受外界刺激，产生兴奋；兴奋以神经冲动的形式经过传入神经传向神经中枢；神经中枢加以分析和整合，将信息经过特定的传出神经传至效应器；效应器作出反应，发生某种改变。反射的存在依赖于反射弧的完整性。较复杂的反射需要较高级中枢部位的整合，而一些较简单的反射，只需通过中枢神经系统的低级部位就能完成。将高位中枢切除，仅保留脊髓的动物称为脊动物（spinal animal）（脊蛙、脊猫等），此时动物产生的各种反射活动均为单纯的脊髓反射。与高位中枢离断的脊髓，在手术后暂时丧失反射活动的能力，进入无反应状态，这种现象称为脊休克（spinal shock）。

【实验对象】

牛蛙。

【实验材料】

1. 实验器材 蛙类手术器械 1 套（探针 1 根，玻璃分针 2 根，玻板、蛙板各 1 块，培养皿 1 个，大、小烧杯各 1 只，滴管 1 支，镊 1 把，止血钳 1 把，粗剪刀、直剪刀、眼科剪各 1 把，丝线，锌铜弓）、电刺激器、刺激电极、铁支架、铁夹、棉球、纱布。

2. 实验试剂 0.5% 硫酸、1% 硫酸、任氏液。

【实验内容】

1. 制备脊蛙 取牛蛙一只，用剪刀横向伸入口腔，从鼓膜后缘剪去颅脑部，保留下颌部分。以棉球压迫创口止血，然后用铁夹夹住下颌，悬挂在铁支架上。此外，也可用探针由枕骨大孔刺入颅腔捣毁脑组织，以一小棉球塞入创口止血，制备脊蛙。

2. 观察反射弧的完整性与反射活动的关系

（1）用培养皿盛 0.5% 硫酸溶液，将蛙左侧后肢的脚趾尖浸于硫酸溶液中，观察屈肌反射有无发生。在脊动物的皮肤接受伤害性刺激时，受刺激一侧的肢体出现屈曲的反应，关节的屈肌收缩而伸肌弛缓，称为屈肌反射（flexor reflex）。然后用烧杯盛自来水洗去皮肤上的硫酸溶液。

（2）在趾关节上方皮肤做一环状切口，将足部皮肤剥掉，重复步骤（1），观察结果。

（3）按步骤（1）的方法以 1% 硫酸溶液刺激右侧脚趾尖，观察反射活动。

（4）在右侧大腿背侧剪开皮肤，于股二头肌和半膜肌之间分离并找出坐骨神经，在神经上做两个结扎，在两结扎线间剪断神经。重复步骤（3），观察结果。

（5）以连续电刺激刺激右侧坐骨神经中枢端，观察腿部反应。

（6）以探针捣毁牛蛙脊髓后重复步骤（5）。

（7）刺激右侧坐骨神经外周端，观察腿部反应。

（8）直接刺激右侧腓肠肌，观察腓肠肌的反应。

【注意事项】

1. 剪颅脑部位应适当，太高则部分脑组织保留，可能会出现自主活动，太低则伤及上部脊髓，可能使上肢的反射消失。

2. 浸入硫酸的部位应限于趾尖，勿浸入太多。

【讨论】

1. 本实验中屈肌反射的反射弧包括哪些具体组成部分？

2. 刺激坐骨神经传入纤维与传出纤维引起的反应有何不同？为什么？

3. 如果要设计实验"不同刺激强度对反射的影响"，该如何进行设计？

【知识扩展】

脊髓离断康复

脊髓离断后，屈肌反射比正常时加强，而伸肌反射往往减弱，以致屈肌反射常占优势，这不利于瘫痪肢体支持体重。因此，在低位脊髓横贯性损伤的病人，通过站立姿势的积极锻炼发展伸肌反射是重要的。有效的锻炼使下肢伸肌具有足够的紧张性，以保持伸直，从而可不依靠拐杖站立或行走。同时通过锻炼充分发挥未瘫痪肌肉的功能，如背阔肌等由脊髓离断水平以上的神经所支配，却附着于骨盆，这样就有可能使病人在借助拐杖行走时摆动骨盆。

（胡亚荣 李 娟）

数字课程学习

自测题

第三章

血液系统实验

第一节　红细胞渗透脆性实验

Section Ⅰ　Osmotic fragility of erythrocytes

【课前思考】

1. 什么是晶体渗透压？其组成和生理意义是什么？
2. 临床上给患者输液时为什么要采用等渗溶液？

【实验目的】

1. 学会测定红细胞渗透脆性的方法。
2. 理解细胞外液渗透张力对维持红细胞正常形态与功能的重要性。
3. 了解等渗溶液和等张溶液对红细胞的影响。

【实验原理】

红细胞在 0.9% NaCl 溶液中可保持其正常形态和大小，是因为 0.9% NaCl 溶液的渗透压与血浆的渗透压相等，0.9% NaCl 溶液即为等渗溶液。若将红细胞悬浮于低渗的 NaCl 溶液中，则由于渗透作用水分会进入红细胞使之膨胀甚至破裂溶解，血红蛋白逸出，即溶血。红细胞在低渗盐溶液中发生膨胀破裂的特性称为红细胞的渗透脆性。将血液滴入不同浓度的低渗 NaCl 溶液中，可以检测其渗透脆性的大小。

红细胞对低渗溶液具有一定的抵抗力，抵抗力小意味着脆性高。抵抗力的大小可作为红细胞渗透脆性的指标。开始出现溶血现象表示该血液中抵抗力最小的红细胞发生溶血，此时的 NaCl 溶液浓度（0.42%～0.46%）代表红细胞的最大脆性；完全溶血时表示该血液中抵抗力最大的红细胞也发生溶血，此时的 NaCl 溶液浓度（0.28%～0.32%）代表红细胞的最小脆性。同一个体的各个红细胞，其脆性并不完全相同。生理学上将能使悬浮于其中的红细胞保持正常体积和形态的溶液称为等张溶液。等张溶液一定是等渗溶液，但等渗溶液并不一定就是等张溶液（如 1.9% 的尿素溶液）。

【实验对象】

家兔。

【实验材料】

1. 实验器材　哺乳类动物手术器械 1 套（手术刀、组织剪、止血钳、眼科剪、动脉夹、眼科镊、气管插管、注射器、玻璃分针）、试管架、小试管（10 mm × 75 mm）16 支、2 mL 吸管 5 支、5 mL 吸管 3 支、显微镜、载玻片、盖玻片、消毒的 5 mL 注射器及 8 号针头、棉签。

2. 实验试剂 1% NaCl 溶液、0.9% NaCl 溶液、蒸馏水、1.9% 尿素溶液、75% 乙醇、碘酒、3.8% 柠檬酸钠溶液。

【实验内容】

1. 制备不同浓度的 NaCl 低渗溶液 取口径相同的干燥洁净小试管 12 支，编号排列在试管架上，按下表分别用 2 支 2 mL 吸管向各试管内加入 1% NaCl 溶液和蒸馏水，混匀，配制成从 0.68% 到 0.24% 的 12 种不同浓度 NaCl 低渗溶液（表 3-1）。

表 3-1 不同浓度的 NaCl 低渗溶液

试管编号	1	2	3	4	5	6	7	8	9	10	11	12
1% NaCl（mL）	1.7	1.6	1.5	1.4	1.3	1.2	1.1	1.0	0.9	0.8	0.7	0.6
蒸馏水（mL）	0.8	0.9	1.0	1.1	1.2	1.3	1.4	1.5	1.6	1.7	1.8	1.9
NaCl 浓度（%）	0.68	0.64	0.60	0.56	0.52	0.48	0.44	0.40	0.36	0.32	0.28	0.24

另取 3 支小试管，编号 13～15，分别用 5 mL 吸管加入 0.9% NaCl 溶液、1.9% 尿素溶液和蒸馏水 2.5 mL。

2. 采血并观察 碘酒、75% 乙醇消毒家兔肘部皮肤，用灭菌干燥的注射器从肘正中静脉取血 1 mL，立即依次向 15 支试管内各加血 1 滴，将试管夹在两掌心迅速搓动（也可用拇指堵住试管口将试管轻轻倒置 1 次），使血液与溶液充分混匀，切勿用力振摇。多余血液注入有 0.1 mL 3.8% 柠檬酸钠溶液的试管内，加以混合，以备重复实验时用。

先观察第 13、14、15 管的变化，其余 12 管在室温下放置 1 h，然后根据混合液的色调进行观察（表 3-2）。所出现的现象可分为下列 3 种。

（1）试管内液体完全变成透明红色，说明红细胞全部破裂，称为完全溶血（引起完全溶血的 NaCl 溶液的最大浓度为该红细胞的最小脆性）。

（2）试管内液体下层为混浊红色，表示有未破裂的红细胞，而上层出现透明红色，表示部分红细胞破裂，称为不完全溶血（引起不完全溶血的 NaCl 溶液的最大浓度为该红细胞的最大脆性）。

（3）试管内液体下层为混浊红色，上层无色透明，说明红细胞完全没有破裂，即未发生溶血。

表 3-2 不同浓度的 NaCl 溶液对红细胞的影响（室温下静置 1 h 后）

试管编号	1	2	3	4	5	6	7	8	9	10	11	12
NaCl 浓度（%）	0.68	0.64	0.60	0.56	0.52	0.48	0.44	0.40	0.36	0.32	0.28	0.24
试管内液体颜色												
红细胞溶血情况												

注："+"表示有溶血，"-"表示无溶血。

3. 记录红细胞脆性范围　记录最小脆性的 NaCl 溶液浓度与最大脆性的 NaCl 溶液浓度，大概判读溶血程度，就红细胞破裂的数目与 NaCl 溶液浓度间的关系画出脆性曲线。

4. 比较并分析　比较第 13、14、15 管的溶血情况，并分析原因。

5. 观察　取第 6 管和第 13 管混合液各 1 滴，滴在载玻片上，盖上盖玻片，在显微镜下观察红细胞形态，比较其差别。

【注意事项】

1. 不同浓度的 NaCl 低渗溶液配制应准确。

2. 不同溶液的吸管必须严格分开，不得相互污染或混淆使用。

3. 小试管、滴管、注射器必须清洁、干燥，以防采血时溶血。

4. 为使各管加血量相同，加血时持针角度应一致。

5. 滴加血液时要靠近试管液面，使血滴轻轻滴入溶液中。加入血滴后，轻轻摇匀溶液，切勿剧烈振荡，观察时也不能摇荡。

【讨论】

1. 为什么在一定范围内的低渗溶液中，红细胞并不发生溶血？

2. 为什么同一个体不同红细胞的渗透脆性不同？

3. 为什么红细胞在等渗的尿素溶液中会迅速发生溶血？

4. 等渗和等张溶液有何不同？测定红细胞渗透脆性有何临床意义？

【知识扩展】

遗传性球形红细胞增多症

遗传性球形红细胞增多症（hereditary spherocytosis，HS）是最常见的先天性溶血性疾病，在北欧及北美人群中发病率 1/5 000~1/2 000。我国虽无确切的发病率资料，但其仍为我国最多见的一种遗传性红细胞膜缺陷病。该病是由于红细胞骨架网络与红细胞跨膜蛋白复合物的锚定缺陷所致，导致细胞膜不稳定、变形能力降低，以贫血、黄疸、脾大、外周血球形红细胞增多为主要特征。由于患者间疾病严重程度存在较大异质性，不同病因所致的溶血症状相似，球形红细胞缺乏特异性，因此常发生误诊和漏诊。既往研究显示，红细胞渗透脆性试验被认为是诊断 HS 的"金标准"，但其敏感性及特异性均较低，且渗透脆性试验耗时耗力，常出现不确定的测试结果，缺乏标准化的截断值，阳性结果常可见于其他遗传性或获得性球形红细胞增多的患者中，如自身免疫性溶血性贫血（AIHA）、红细胞酶缺陷、寄生虫感染的患者。近年来，遗传性球形红细胞增多症的诊断方法得到了快速发展。

（胡亚荣　周　敏）

第二节　凝血时间测定

Section Ⅱ　Measurement of coagulation time

【课前思考】

1. 何谓内源性凝血途径和外源性凝血途径？

2. 为什么生理情况下血管内血液不发生凝固？

【实验目的】

1. 学习测定凝血时间的方法。

2. 了解并区分普通试管法和其他测定凝血时间的方法。

【实验原理】

血液离体后接触物体时，凝血过程始动，一系列凝血因子相继激活，最后使纤维蛋白原转变为纤维蛋白。从血液离体至完全凝固所需的时间称为凝血时间（clotting time，CT）。此过程虽有内源性凝血因子和外源性凝血因子的参与，但因尚未达到凝血块（fibrin clot）完全形成，所以止血程度不完全。CT反映血液本身的凝固过程是否正常，而与血小板的数量及毛细血管的脆性关系较小。凝血因子缺乏或严重的血小板减少可使凝血时间延长。

在临床上，凝血时间是诊断出血性疾病与血栓性疾病的重要指标之一，也是溶栓及抗凝治疗的主要监测指标。CT测定实验包括普通试管法（Lee and White's method）和活化凝血时间法，前者是检查内源性凝血途径相关因子的筛选实验，而后者是指在全血中加入脑磷脂、第Ⅻ因子的激活剂，以充分激活凝血因子Ⅺ、Ⅷ，从而启动内源性凝血途径，使凝固时间缩短并排除血小板数量和功能对血浆凝固的影响，提高实验的敏感性。以下仅介绍普通试管法。

【实验对象】

健康志愿者。

【实验材料】

1. 实验器材　采血针、秒表、37℃水浴、小试管（10 mm×75 mm）3支、试管架、消毒5 mL注射器2支、针头、消毒棉球及棉签。

2. 实验试剂　1%碘伏。

【实验内容】

1. 取3支洁净小试管，排列于试管架上。

2. 1%碘伏消毒皮肤，以双空针法静脉采血。当血液进入注射器即换另一个注射器（不要拔出针头）抽血，并立即启动秒表计时，抽血3 mL。取下注射器针头，沿管壁缓缓注血入3支小试管中，每管1 mL，置37℃水浴中。

3. 于血液离体4 min后，每隔30 s将第1管倾斜一次（约30°角），观察血液是否流动，直至试管倒置血液不再流动（凝固）为止，依次观察第2管、第3管。以第3管的凝固时间作为凝血时间。参考值：6～12 min。

【注意事项】

1. 采血前严格消毒皮肤。

2. 静脉采血要顺利，不得混入组织液，血液不能产生泡沫。

3. 试管必须清洁、干燥、内径一致，倾斜试管要轻，角度要小，尽量减小血液与管壁接触的面积。

4. 水浴箱温度须保持稳定。

【讨论】

1. 普通试管法测定凝血时间的原理是什么？

2. 双空针法的意图何在？为什么以第 3 管的凝固时间作为凝血时间？

【知识扩展】

止血用中药材

目前，临床上常用的止血中药可分为中药材、中药有效部位、活性成分及复方制剂。据报道，三七、地榆、墨旱莲、茜根、侧柏叶、莲房和藕节均具有很好的止血效果，凝血时间可缩短 2～4 min。传统中医认为，止血中药根据药性可分为凉血止血、收敛止血、化瘀止血、温经止血 4 类。值得注意的是，止血药物品种繁多，产生止血作用的机制不尽相同，有些止血药在体内甚至可能诱导血管内血栓的形成，因此合理选用止血药物十分重要。

（胡亚荣　钮荣祥）

第三节　血液凝固及其影响因素

Section Ⅲ　Blood coagulation and its influence factor

【课前思考】

1. 什么是生理性止血？

2. 血液凝固的本质是什么？

3. 内源性凝血和外源性凝血有什么区别？

【实验目的】

1. 理解血液凝固的本质。

2. 观察各种理化因素对血液凝固的影响。

3. 能比较内源性和外源性凝血途径的异同点。

【实验原理】

血液流出血管后会很快凝固。血液凝固（blood coagulation）是指血液由流动的液体变为不能流动的凝胶状态的过程，其实质是血液中的可溶性纤维蛋白原转变为不溶性的纤维蛋白的过程。纤维蛋白交织成网，把血细胞及血液的其他成分网织在一起，从而形成血凝块。血液凝固是一系列复杂的酶促反应，需要多种凝血因子的参与。

血液凝固的过程可分为三个阶段：第一阶段是凝血酶原激活物的形成；第二阶段是凝血酶的形成；第三阶段是纤维蛋白的生成。三个阶段的实质是由凝血因子按一定的顺序相继激活而生成凝血酶，最终使可溶性纤维蛋白原变成不溶性的纤维蛋白。根据血液凝固过程中凝血酶原激活途径不同，可将血液凝固分为内源性凝血途径和外源性凝血途径。内源性凝血途径（intrinsic pathway）是指参与凝血的因子全部来自血液，通常因血液与带负电荷的异物（如玻璃、胶原、白陶土、硫酸脂等）表面接触而被启动。当血液与带负电荷的异物表面接触，首先使凝血因子ⅩⅡ结合到异物表面，并激活为因子ⅩⅡα，因子ⅩⅡα的主要功能是激活因子ⅩⅠ变为因子ⅩⅠα，进而启动内源性凝血途径。外源性凝血途径（extrinsic pathway）是由来自血液之外的组织因子与血液接触而启动的凝血过程。组织损伤之后，释放组织因子，并在 Ca^{2+} 的参与下，与因子Ⅶ形成 1∶1 的组织因子复合物，进而启动外源性凝血途径。

内源性与外源性凝血途径的区别是：外源性凝血途径所需的凝血因子种类及凝血步骤较少，因此血液凝固的时间短，而内源性凝血途径的血液凝固时间长。本实验在暴露血管的条件下直接从动物动脉取血，观察记录不同实验条件下血液凝固的时间；通过加入外源性的组织因子来观察外源性凝血途径的作用，比较内源性与外源性凝血途径血液凝固过程的不同，并进一步比较影响血液凝固的各种物理及化学因素。

【实验对象】

家兔。

【实验材料】

1. 实验器材　哺乳类动物手术器械 1 套（组织剪、止血钳、眼科剪、动脉夹、眼科镊、气管插管、注射器、玻璃分针等）、兔台、恒温水浴锅、动脉插管、清洁干燥小试管 11 支、试管架、棉花、滴管、竹签、50 mL 小烧杯 2 只、秒表。

2. 实验试剂　20% 氨基甲酸乙酯、富血小板血浆、少血小板血浆、8 U 肝素、2% 草酸钾、0.9% NaCl 注射液、0.025% $CaCl_2$ 溶液、兔脑悬液、液状石蜡、凝血酶稀释液、冰块。

【实验内容】

1. 备好 11 支干燥清洁的试管和 2 只小烧杯。

2. 麻醉家兔，进行动脉插管。取 1 只家兔，从一侧耳缘静脉缓慢注入 20% 氨基甲酸乙酯（5 mL/kg 体重），待其麻醉后，用束带将家兔的四肢和头部仰卧保定于兔台上。距喉头 1～2 cm 起，至胸骨上端 1～2 cm 止，做一 5～7 cm 长的正中皮肤切口，钝性分离皮下组织和肌肉，暴露气管，并进行气管插管。然后，暴露一侧颈总动脉，于近心端夹一动脉夹，远心端用线扎紧，动脉夹与结扎线之间的距离应达到 3 cm。在结扎线和动脉夹之间做一"V"形切口，向心脏方向插入动脉插管至动脉夹，用细线在动脉壁外将动脉插管扎紧，注意应使动脉插管壁的内外涂满肝素。需要放血时，开启动脉血管夹即可。

3. 观察纤维蛋白原在凝血过程中的作用。取 2 只干燥的 50 mL 烧杯，标号 1、2，两烧杯分别从家兔颈总动脉取血 20 mL，其中一杯静止不动，作为对照；另一杯则用粗糙的竹签按一个方向旋转搅拌血液，3 min 后取出竹签，可见竹签上有血凝块，用生理盐水冲去血凝块，观察缠绕在竹签上的纤维蛋白，并观察比较两只烧杯内的血液有何区别。

4. 影响血液凝固的理化因素观察。取 8 支干燥的小试管，标号 1~8，然后按照表 3-3 中的实验条件依次完成试管准备。血液凝固时间的记录方法：自血液从动脉插管中流出到试管内开始计时，凝固过程中每隔 15 s 倾斜试管一次，观察液面是否倾斜，直到管中的血液不再流动为止，记录该时间，即为血液的凝固时间。观察记录第 2~8 管血液凝固所需时间，并与第 1 支试管血液的凝固时间比较，判断血液凝固是加速还是延缓了，并分析其原因。

5. 内源性与外源性凝血过程的观察。取 3 支干燥的小试管，标号 9~11，然后按照表 3-4 中的实验条件，首先在 9 号试管中加入 0.2 mL 富血小板血浆，10、11 号试管中分别加入 0.2 mL 少血小板血浆；其次在 9、10 号试管中分别加入 0.2 mL 生理盐水，11 号试管中加入 0.2 mL 兔脑悬液（含丰富的凝血因子Ⅲ，暴露于血浆后，迅速启动外源性凝血途径），完成试管准备；最后在 9~11 号试管中同时分别加入 0.2 mL 0.025% 的 $CaCl_2$ 溶液，开始计时。每隔 15 s 倾斜试管一次，至血浆不再流动时，停止计时。分别记录 9~11 号试管血液凝固所需时间，进行比较并分析其原因。

表 3-3 影响血液凝固的理化因素观察

编号	试剂	试管加入物	凝固时间（min）
1	空管	2 mL 新鲜血液	
2	放棉花少许	2 mL 新鲜血液	
3	液状石蜡涂于试管内壁	2 mL 新鲜血液	
4	加 8 U 肝素	2 mL 新鲜血液	
5	加 1 mL 草酸钾	2 mL 新鲜血液	
6	加 0.2 mL 凝血酶	0.2 mL 少血小板血浆	
7	置于 38℃ 水浴烧杯	2 mL 新鲜血液	
8	置于冰水浴烧杯	2 mL 新鲜血液	

表 3-4 内源性与外源性凝血过程的观察

编号	试剂	试管加入物 -1	试管加入物 -2	凝固时间（min）
9	0.2 mL 富血小板血浆	0.2 mL 生理盐水	0.2 mL $CaCl_2$ 溶液	
10	0.2 mL 少血小板血浆	0.2 mL 生理盐水	0.2 mL $CaCl_2$ 溶液	
11	0.2 mL 少血小板血浆	0.2 mL 兔脑悬液	0.2 mL $CaCl_2$ 溶液	

【注意事项】

1. 判断凝血的标准要前后一致，以倾斜试管达 30° 时，试管内血液不见流动为准。
2. 准备好各试管后按顺序连续放血。

3. 每管凝血时间的计时应从血液流入该管开始。

【讨论】

1. 分析各种实验因素对血液凝固的影响。

2. 请叙述血液凝固的过程。

【知识拓展】

凝血因子XIII缺陷

凝血因子XIII又叫纤维蛋白稳定因子，是凝血级联反应中的最后一个因子，具有独特的化学性质和生理功能。凝血因子XIII的发现历史可以追溯到1923年，当时Barkan和Gasper首次证明了在Ca^{2+}存在下，形成的纤维蛋白凝块不溶于弱碱。1948年，Laki和Lorand首次报道了一种不可透析、不耐热的血清因子，它使纤维蛋白凝块不溶于浓尿素溶液，他们称这种血清因子为"蛋白质纤维蛋白稳定因子"。1961年，Duckert等人发表了一份报告，称一名伤口愈合受损、瘢痕形成异常和严重出血素质的儿科患者被发现缺乏这一因子。1963年，国际凝血因子委员会将这种"蛋白质纤维蛋白稳定因子"确认为凝血因子，并将其命名为凝血因子XIII（FXIII）。

FXIII复合体由两个亚基——FXIII A和FXIII B组成。它通过交联纤维蛋白并使血凝块更加致密，在血凝块稳定方面发挥着重要作用。它还在依赖血小板的血凝块收缩、伤口愈合和组织修复中发挥关键作用。遗传性FXIII缺陷症（主要是FXIII A亚基缺陷）是一种极为罕见的出血性疾病，以常染色体隐性遗传模式遗传。FXIII获得性缺陷继发于过度消耗、合成不足或免疫介导的过程。在最严重的情况下，它可以表现为新生儿期的自发性出血。

（赵　跃　陆　丽）

数字课程学习

📝 自测题

第四章

循环系统实验

第一节　期前收缩与代偿间歇

Section Ⅰ　Premature systole and compensatory pause

【课前思考】

1. 心肌细胞兴奋性有什么特点？与骨骼肌兴奋有什么不同？

2. 什么是期前收缩与代偿间歇？其产生机制是什么？

3. 心肌产生期前收缩与代偿间歇，有何临床意义？

【实验目的】

1. 学会在体蛙心搏动曲线的记录方法。

2. 观察期前收缩与代偿间歇，了解心脏在兴奋过程中兴奋性的周期性变化。

【实验原理】

心肌在经历一次兴奋后，其兴奋性会发生一系列周期性的变化。心脏兴奋性的变化分为以下几个时期：有效不应期（effective refractory period，ERP）、相对不应期（relative refractory period，RRP）和超常期（supernormal period，SNP）。心肌兴奋后的兴奋性变化特点是其有效不应期很长（约 200 ms），约相当于心肌收缩的整个收缩期加上舒张早期，在此期中，任何强大的刺激均不能使之产生动作电位，不能发生兴奋和收缩。此后为相对不应期，可对强大刺激产生动作电位。最后为超常期。后两期均发生在心肌的舒张期内，因此，如果在心脏的有效不应期之后，给予心室一次人为的或起自窦房结以外的阈上刺激，便可以在正常节律性兴奋到达心室之前，引起一次扩布性的兴奋和收缩，由于该兴奋和收缩发生在正常节律性兴奋之前，故称为期前收缩（premature systole），亦称早搏（premature beat）。期前收缩也是一次心脏兴奋，因而有自己的有效不应期，当紧接在期前收缩后的一次正常的节律性兴奋到达时，心肌正好处于期前收缩的有效不应期，因而不能引起心室的兴奋和收缩，此时心室停留在舒张状态，直至下一次正常节律性兴奋到达时，才恢复正常的节律性收缩。这种期前收缩后出现的一段时间较长的舒张间歇期，称为代偿间歇（compensatory pause）。

【实验对象】

牛蛙。

【实验材料】

1. 实验器材　蛙类手术器械 1 套（探针 1 根，玻璃分针 2 根，玻板、蛙板各 1 块，培养皿 1 个，大、小烧杯各 1 只，滴管 1 支，镊 1 把，止血钳 1 把，粗剪刀、直剪刀、眼科剪各1把，丝线，锌铜弓，蛙心夹等），BL-420生物信号采集与处理系统，张力换能器，刺激电极，铁支架，双凹活动夹，小烧杯，滴管。

2. 实验试剂　任氏液。

【实验内容】

1. 暴露心脏　用探针捣毁牛蛙的脑和脊髓。将其仰卧在蛙板上，在肩带下方1～2 cm处用镊夹起腹部皮肤，用粗剪刀将皮肤剪出一块呈顶端向下的等边三角形。用镊夹住胸骨下端，剪去同样大小的一块肌肉组织（连同胸骨、上喙骨、喙状骨、前喙骨和锁骨在内），暴露心脏。在心舒期用蛙心夹夹住心尖约1 mm。

2. 连接BL-420生物信号采集与处理系统　将张力换能器的输入端与BL-420生物信号采集与处理系统的前面板CH1接口相连，刺激电极的插口与BL-420生物信号采集与处理系统的前面板刺激接口相连。

3. 标本连接　将蛙心夹上的连线连至张力换能器，刺激电极检查刺激强度后（可刺激腹肌引起收缩即可）固定于铁支架上，使心室无论收缩或舒张均与刺激电极的两极接触（图4-1）。

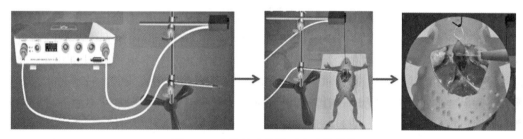

图4-1　在体蛙心收缩测定连接装置

4. 调节仪器参数　选择"实验模块"菜单中的"循环"菜单项，在"循环"子菜单中选择"期前收缩－代偿间歇"实验模块。根据信号窗口中显示的波形，再适当调节实验参数以获得最佳的实验效果。

5. 实验观察项目

（1）描记正常蛙心搏曲线，观察心脏收缩期与舒张期相对应的心搏曲线。

（2）单击刺激器调节区上的"启动刺激"按钮。选择适当的阈上刺激强度，分别在心舒期的早、中、晚期，给予心室一次刺激，注意心搏曲线的变化（图4-2）。

（3）以同等刺激强度，在心缩期予以刺激，观察心搏曲线的变化。

（4）增加刺激强度，在心缩期给予心肌一次刺激，观察心搏曲线是否发生变化。

（5）选择适当刺激强度，分别在期前收缩的心缩期与心舒期给予心室一次刺激，观察心搏曲线的变化，并思考期前收缩与代偿间歇发生的关系。

【注意事项】

1. 用蛙心夹夹住心尖时应当避免损伤心脏。

2. 实验过程中，要经常用任氏液保持心脏的湿润。

3. 每刺激一次心室后，要让心脏恢复2～3次正常搏动，之后再行下一次刺激。

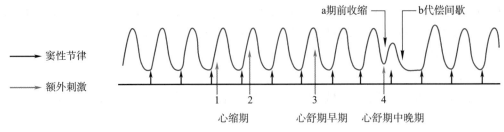

图 4-2　期前收缩与代偿间歇心搏曲线

4. 在刺激心脏之前，先用刺激电极刺激腹部肌肉以检查电刺激是否有效。

【讨论】

1. 通过期前收缩和代偿间歇的实验现象，分析产生期前收缩和代偿间歇的原因，充分理解心脏在兴奋过程中兴奋性的周期性变化。

2. 心肌每发生一次兴奋后，其兴奋性的改变有何特点？其生理意义是什么？

【知识拓展】

期 前 收 缩

期前收缩也叫期前搏动或过早搏动（简称早搏）。早搏可以偶尔发生，亦可频繁出现；可以不规律发生，亦可在一个或两个心搏之后规律出现。早搏可以是多源性，也可是单源性。在窦性心律较慢时，早搏又较早出现，可恰好夹在两个窦性激动之间，其后无代偿间歇，此种早搏称为间位性早搏。早搏分为房性、室性和房室交界性三种。早搏产生原因可能是多方面的。一是心肌中存在的各种因素：①心肌炎性病变或炎症后遗症留下的瘢痕；②心肌缺血、心肌坏死或长期缺血引起心肌纤维化；③心肌中毒性损害；④充血性心力衰竭；⑤电解质紊乱，特别是低钾血症；⑥心肌机械性刺激，如心导管检查及心脏手术对心肌刺激等。二是神经功能因素：神经系统对心肌调节发生障碍时，由于交感神经或迷走神经占优势，正常的窦性节律点与早搏的异位兴奋节律点的应激性强度对比发生了变化，当后者强度超过前者时，便出现早搏。神经衰弱患者较一般人易发生早搏，早搏常与精神紧张、过度疲劳等因素有关。单源性、偶发性早搏可不引起临床症状，而见于健康人，据统计，6%的正常人可有一次或一次以上的偶发性早搏。但早搏亦可见于器质性心脏病患者，如冠状动脉粥样硬化性心脏病、风湿性二尖瓣病变、心肌炎等。

（赵　跃　陆　丽）

第二节　动脉血压的调节与失血性休克及救治

Section Ⅱ　Regulation of artery blood pressure，hemorrhagic shock and treatment

【课前思考】

1. 支配心脏的神经有哪些？各有什么作用？

2. 参与心血管活动调节的体液因素主要有哪些？

3. 什么是休克？其常见病因有哪些？

4. 按微循环的变化特点，失血性休克分为几期？各期有什么特点？

【实验目的】

1. 学会哺乳动物动脉血压的直接描计方法，观察神经和体液因素对心血管活动的影响。

2. 学会失血性休克动物模型的复制，观察休克过程中机体功能代谢的变化。

3. 比较和分析扩血管药和缩血管药对失血性休克的救治效果。

【实验原理】

心脏和血管的活动受神经、体液和自身机制的调节。神经调节是指中枢神经系统通过反射调节心血管活动，其中最重要的心血管反射是减压反射（depressor reflex）。各种内外感受器的传入信息进入心血管中枢后，中枢加以整合处理，改变交感和副交感传出神经的紧张性活动，进而改变心排血量和外周阻力，调节动脉血压。心血管的活动还受到多种体液因素的调节，其中最重要的两个因素是肾上腺素（epinephrine，E）和去甲肾上腺素（norepineohrine，NE）。

神经体液调节障碍及血管舒缩功能异常将导致循环系统功能紊乱，如休克。休克（shock）是由各种强烈致病因子引起急性循环功能障碍，特别是微循环血液灌流量严重不足，从而引起各器官和组织细胞功能代谢严重障碍的一个全身性病理过程。在休克的发病过程中，尽管病因不同，但都通过神经体液的调节影响循环系统的功能，从而减少组织血液灌流量，使组织器官的功能和代谢发生障碍。组织血液灌流量除与微循环本身的状况有关外，尚受动脉血压的调节。血容量、心泵功能和外周阻力是决定动脉血压高低的重要因素，其中血容量是血压形成的前提，心室收缩做功是血液运行的动力，也是血液对血管产生侧压力的能源，但是若无外周阻力的存在，心脏泵出的血液将不能使动脉血压升高。可见休克发生的始动环节可归纳为：血容量减少、心泵功能障碍和外周阻力降低。

【实验对象】

家兔。

【实验材料】

1. 实验器材　BL-420生物信号采集与处理系统，血压换能器，动脉插管，兔手术台，哺乳类动物手术器械（手术刀、组织剪、止血钳、眼科剪、动脉夹、眼科镊、气管插管、玻璃分针），活动双凹夹，试管夹，铁支架，三通管，刺激电极，注射器（1 mL、

5 mL、10 mL、20 mL 各一只），丝线，纱布，脱脂棉花。

2. 实验试剂　20% 氨基甲酸乙酯，1% 肝素，生理盐水，1 : 10 000 肾上腺素，1 : 10 000 去甲肾上腺素，1 : 10 000 乙酰胆碱（ACh），山莨菪碱（654-2），低分子右旋糖酐。

【实验内容】

1. 动物手术

（1）麻醉：动物称重后，用 20% 氨基甲酸乙酯（5 mL/kg）由兔耳缘静脉缓慢注入。注射中注意观察动物肌张力、呼吸频率及角膜反射的变化，防止麻醉过深。

（2）动物保定：将麻醉好的动物仰卧位保定于兔手术台上，颈部放正，必要时可在颈部下方垫一小棉垫，将颈部垫高，以便手术。

（3）分离颈部双侧的颈总动脉，右侧迷走神经、减压神经：颈部剪毛，做长 5~7 cm 的正中切口，分离皮下组织和肌肉（肌肉不可剪断，只做钝性分离，以免出血太多），暴露气管，将气管两边的肌肉拉开，便可在气管两侧的深部找到包在颈动脉鞘内的颈总动脉、颈迷走神经、颈交感神经及减压神经。在分离颈总动脉前仔细辨认并分离出迷走神经、交感神经及减压神经，其中迷走神经最粗，交感神经较细，减压神经最细且常与交感神经贴在一起。分离两侧的颈总动脉（长度为 2~3 cm）。

（4）全身血液肝素化：1% 肝素（1 mL/kg）从耳缘静脉注射。

（5）动脉插管：左侧颈总动脉近心端用动脉夹夹闭，远心端用线扎牢。在结扎处的近端剪一斜口，向心脏方向插入已注满肝素生理盐水的动脉插管（注意管内不应有气泡，如有气泡，将缓冲血压变化的幅度），用线将插管与动脉扎紧，并固定。固定要牢固，以防滑脱。

（6）腹股沟手术：在股三角区触摸到股动脉的搏动，沿搏动方向切开皮肤，分离皮下组织及筋膜。分离出股动脉后插入动脉插管（方法同上），以备放血用。

2. 仪器装置连接

（1）将血压换能器的输出端与三通管相连，三通管的另一端连接动脉插管，用注射器将肝素生理盐水通过三通管开口缓慢注入换能器和动脉插管内，将换能器和动脉插管内的空气排尽（注意：注入肝素生理盐水前应保证换能器通过动脉插管与大气相通，否则注入肝素生理盐水时将会使换能器内压力剧升而损坏换能器）。

（2）将血压换能器的输入端与 BL-420 生物信号采集与处理系统的前面板 CH1 接口相连，将刺激电极插头与 BL-420 生物信号采集与处理系统的前面板刺激接口相连。

3. 参数调节　选择"实验模块"菜单中的"循环"菜单项，在"循环"子菜单中选择"动脉血压调节"实验模块。放开动脉夹，记录动脉血压。根据信号窗口中显示的波形，适当调节实验参数以获得最佳的实验效果，开始描记动脉血压。

4. 实验观察项目

（1）动脉血压的调节（表 4-1）

1）正常血压：曲线上可看到 3 种波形（图 4-3）。①一级波（心搏波）：由心室的舒缩活动引起的血压波动。心脏收缩时上升，心脏舒张时下降，其频率与心率一致。②二级波（呼吸波）：由呼吸时肺的张缩引起的血压波动。吸气时，血压先降低然后升高，呼

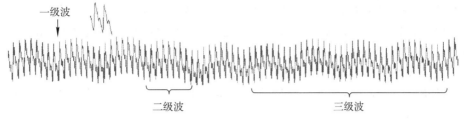

图 4-3 正常血压曲线波形

气时血压先升高然后降低。③三级波（不常见到）：是一种低频率（几次到几十次呼吸波为一周期）的缓慢波动，一般不常见，可能与心血管中枢的紧张性周期有关，产生机制不清。

2）夹闭一侧颈总动脉：用动脉夹夹闭右侧颈总动脉 5～10 s，观察血压与心率的变化。

3）刺激减压神经：用刺激电极刺激完整的右侧减压神经。刺激参数：强度 4～6 V，波间隔 25 ms，波宽 20 ms，连续电刺激。观察血压变化（血压如不下降，应检查刺激器是否有输出或所刺激的是否为减压神经）。

4）刺激迷走神经外周端：结扎并剪断右侧迷走神经，用电刺激其外周端，观察血压与心率的变化。

5）静脉注射去甲肾上腺素：由耳缘静脉注射 1：10 000 去甲肾上腺素 0.5 mL，观察血压与心率的变化。

6）静脉注射肾上腺素：由耳缘静脉注射 1：10 000 肾上腺素 0.2～0.4 mL，观察血压与心率的变化。

7）静脉注射乙酰胆碱：由耳缘静脉注射 1：10 000 乙酰胆碱 0.2～0.3 mL，观察血压的变化。

表 4-1 多种因素对动脉血压的影响

项目	平均动脉压 (mmHg)		
	对照	实验	变量
1. 正常动脉血压			
2. 夹闭右侧颈总动脉 5～10 s			
3. 电刺激完整的减压神经			
4. 电刺激右侧迷走神经外周端			
5. 静脉注射 1：10 000 NE 0.5 mL			
6. 静脉注射 1：10 000 E 0.2～0.4 mL			
7. 静脉注射 1：10 000 ACh 0.2～0.3 mL			

（2）复制急性失血性休克动物模型并救治（表 4-2）

1）少量放血：经股动脉插管快速少量放血，直至平均动脉压降至 60 mmHg，停止放血。观察记录血压、呼吸及心率的变化。

2）大量放血：待血压自行回升至实验前的水平时，再次从股动脉快速放血，直至平均动脉压降至 40 mmHg 水平，维持约 30 min。观察记录家兔的一般情况、皮肤黏膜颜色、血压、呼吸、心率的变化。

3）实验性抢救：① NE 组，NE 1 mg + 低分子右旋糖酐 20 mL，15 min 内输完，观察血压、呼吸及心率的变化；② 654-2 组，654-2 2 mg + 低分子右旋糖酐 20 mL，15 min 内输完，观察血压、呼吸及心率的变化。比较以上两组的救治效果有何不同。另外还可根据所学的理论知识自行设计抢救方案。

表 4-2　失血性休克救治过程中机体功能指标的变化

股动脉放血及处理	时间（min）	心率（次/min）	呼吸（次/min）	收缩压（mmHg）	舒张压（mmHg）
少量放血	0				
	5				
大量放血	0				
	30				
NE 组救治	0				
	5				
	10				
	15				
	20				
	25				
	30				
654-2 组救治	0				
	5				
	10				
	15				
	20				
	25				
	30				

【注意事项】

1. 分离暴露颈动脉鞘时，需注意保持血管、神经的自然位置，以便分辨减压神经。

2. 在整个实验过程中，均须保持动脉插管与颈总动脉平行，以免刺破动脉壁。第一次放血一定要快，才能观察到良好的代偿作用。

3. 每一个项目结束后必须待血压恢复正常，才能进行下一个项目的观察。

4. 每次注射药物后应立即注入少量生理盐水，以防止药液残留在针头内及局部静脉中，影响下一种药物的作用效果。

【讨论】

1. 分析实验观察项目的各种因素对血压调节的影响。

2. 第一次快速放血后，血压为什么会升高？第二次放血后动物有什么变化？为什么会出现这种变化？

3. 使用血管活性药物以后，家兔血压有何变化？其机制是什么？

【知识拓展】

休克发展历史

"休克"是英文"shock"的音译，表示打击或振荡的意思。在第一次世界大战之前，人们认为休克是由于内脏传出神经活动过度，造成血管舒张导致的低血压。

20世纪60年代，在监测血流动力学的基础上，有学者提出了微循环障碍学说，认为休克的关键在于交感神经过度兴奋所导致的血流异常。根据这一学说，临床对休克的治疗发生了根本性改变，补充血容量提到了抗休克治疗的首位，同时结合应用血管活性药物，改善微循环，较大地提高了休克救治成功率。

20世纪80年代起，休克的研究热点从低血容量性休克转向内毒素休克或脓毒性休克，对休克发病机制的研究从器官和组织水平的研究进入细胞、亚细胞甚至分子水平。但是休克的发生机制及治疗手段至今仍未完全阐明，我们需要更广泛和深入地启迪科研和临床思维，才能更好和更深层次地了解休克。

（苏 娟 周 萍 赵 贝）

第三节 心律失常及药物治疗

Section Ⅲ Arrhythmia and drug therapy

【课前思考】

1. 什么是高钾血症？

2. 高钾血症对心肌的电生理特性有哪些影响？

3. 高钾血症时心电图有何变化？

【实验目的】

1. 学会高钾血症动物模型的复制方法。

2. 会描述高钾血症时动物的表现及心电图的变化。

3. 能说出高钾血症时的抢救措施及治疗原则。

【实验原理】

钾是机体必需的电解质之一。钾具有保持细胞膜静息电位、维持细胞新陈代谢、调节细胞内外渗透压和维持酸碱平衡等多种生理功能。钾的摄入和排出处于动态平衡，以保持血钾浓度在正常范围。正常血清钾浓度为 3.5 ~ 5.5 mmol/L。如果血钾浓度超过 5.5 mmol/L，则称为高钾血症（hypokalemia）。高钾血症可引发膜电位异常，对心肌的毒性作用极强，主要表现为心肌自律性、传导性及收缩性的降低，心肌兴奋性在轻度高钾血症时升高，在重度高钾血症时降低。高钾血症引发心肌电生理特性的变化在心电图（ECG）上有特征性的表现：T 波高尖、P 波和 QRS 波振幅减低且间期增宽、S 波加深及多种类型的心律失常，严重时发生心室颤动或心搏骤停。

本实验通过静脉注射高浓度氯化钾，使血钾浓度升高，从而复制高钾血症动物模型。基于心电图观察高钾血症动物心脏电活动的改变，随后通过及时输入葡萄糖胰岛素溶液和氯化钙溶液来救治急性高钾血症，以了解高钾血症的抢救措施和治疗原则。

【实验对象】

家兔。

【实验材料】

1. 实验器材　BL-420 生物信号采集与处理系统，离心机，火焰光度计，兔手术台，哺乳类动物手术器械 1 套（手术刀、组织剪、止血钳、眼科剪、动脉夹、气管插管、玻璃分针），注射器（5 mL、20 mL 各 1 支）。

2. 实验试剂　20% 氨基甲酸乙酯，1% 肝素溶液，2%、4%、5%、10% 氯化钾溶液，10% 氯化钙溶液，4% 碳酸氢钠溶液，0.25 U/mL 葡萄糖胰岛素溶液（50% 葡萄糖 4 mL + 1 U 胰岛素）。

【实验内容】

1. 麻醉保定　取家兔一只，称重，按 5 mL/kg 由家兔耳缘静脉注射 20% 氨基甲酸乙酯麻醉家兔。麻醉完全后，采用五点保定法将家兔仰卧保定于兔手术台上。

2. 颈部手术　剪去兔颈部的毛，在颈部正中做 5 ~ 7 cm 长的纵行切口，分离出气管并行气管插管。

3. 颈总动脉插管取血　拉开颈部切口的皮肤和胸骨乳突肌，暴露颈动脉鞘，分离出颈总动脉，用 1% 肝素溶液充满动脉插管（防止凝血），行颈总动脉插管。在颈总动脉插管另一端接三通管，取 2 mL 血做实验前血钾浓度的测定。

4. 输液　由兔耳缘静脉缓慢输入生理盐水（5 ~ 6 滴 /min），建立静脉通道。

5. 心电的描记　在家兔四肢近心端内侧插入金属注射器针头，连接心电图电极，连接方式：右上肢接红色电极，左上肢接黄色电极，左下肢接绿色电极，右下肢接黑色电极。打开 BL-420 生物信号采集与处理系统，在"循环"子菜单中选择"全导联心电"实验模块，重点观察 Ⅱ 导联心电图的变化。

6. 高钾血症动物模型的复制

方法一：由耳缘静脉缓慢推注 2% 氯化钾溶液（1 mL/kg），注射速度 0.5 mL/min，间隔 5 min 重复注射，反复 3 次后改用 5% 氯化钾溶液（1 mL/kg）以同样速度推注，反复 3 次后再改用 10% 氯化钾溶液继续按照相同推注速度和剂量耳缘静脉注射，反复 3 次后观察动物呼吸及心电图改变。

方法二：4% 氯化钾溶液持续从耳缘静脉滴注，滴注速度保持在 7~8 滴/min。

注射氯化钾过程中，注意观察心电图变化（表 4-3）。如果出现 P 波低平增宽、QRS 波群低平变宽、T 波高尖，提示高血钾已影响心电活动，应立刻记录，同时打开三通管用注射器取 2 mL 血液，用火焰光度计测量此时血钾浓度。

7. 高钾血症的抢救

（1）用 10% 氯化钾溶液按 3 mL/kg 剂量由耳缘静脉推入动物体内，待心电图出现正弦波或者出现心室扑动或颤动后立刻停止推注氯化钾。

（2）迅速从另一侧耳缘静脉注射抢救药物（10% 氯化钙溶液 2 mL/kg 或 4% 碳酸氢钠溶液 5 mL/kg 或 0.25 U/mL 葡萄糖胰岛素溶液 7 mL/kg），注意抢救药物必须在 10 s 以内注入，否则救治效果不佳（表 4-3）。

表 4-3　高钾血症时 ECG 的变化及救治

ECG 的变化	2%、5%、10% KCl 溶液依次静脉推注	4% KCl 溶液静脉滴注	10% KCl 溶液静脉推注	10% CaCl$_2$ 溶液救治	4% NaHCO$_3$ 溶液救治	葡萄糖胰岛素溶液救治
HR（次/min）						
P 波振幅（mV）						
P-R 间期（s）						
QRS 间期（s）						
Q-T 间期（s）						
R 波振幅（mV）						
T 波振幅（mV）						

8. 心室颤动的观察　上述实验结束后，注射致死量的 10% 氯化钾溶液（8 mL/kg），立刻开胸观察心室颤动及心搏骤停的状态。用手触摸心室感受心室颤动和停搏的状态。

9. 血钾浓度的测定　本实验应用火焰光度法测量样品血钾浓度，具体方法如下。

（1）火焰光度计调零：开启火焰光度计，调节燃气开关，使观察窗内火焰呈绿色、轮廓清晰的梅花圈状，用双蒸馏水将仪表表头指针调至零点。标准钾、钠液以 100 倍稀释后，将钠离子仪表表头指针调至 70%，钾离子仪表表头指针调至 40%。再用双蒸馏水将仪表表头指针调至零点。

（2）样品血清稀释：将取出的样品血液离心后静置析出血清，准确吸取样品血清 0.1 mL，加入双蒸馏水 9.9 mL，充分混匀。

（3）血清钾浓度测定：将稀释后的样品血清放入 1/100 的稀释管中，当火焰呈稳定黄色后，开启快门读取样品血清读数。根据以下公式换算，可得到血清钾浓度：血清钾浓度＝样品血清读数 × 标准液钾浓度 / 标准液读数。

【注意事项】

1. 麻醉深浅要适度，过深会抑制呼吸运动，过浅会引起肌肉颤动干扰心电图。

2. 保持静脉通道通畅，防止凝血堵塞管道。

3. 实验前要保证心电接地良好，电极刺入部位要对称，兔手术台上要保持干燥。

4. 注射 KCl 溶液的速度要慢，否则容易造成动物死亡。

【讨论】

1. 高钾血症对心肌的兴奋性、传导性、自律性和收缩性有何影响？为什么？

2. 高钾血症时，心电图有哪些变化？试分析其机制。

3. 简述用氯化钙、葡萄糖胰岛素和碳酸氢钠抢救高钾血症的机制。

【知识拓展】

心 律 失 常

心律失常（arrhythmia）是指心脏冲动的频率、节律、起源部位、传导速度与激动次序的异常。按其发生原理，分为冲动形成异常和冲动传导异常两大类。

冲动形成异常又分为窦房结心律失常和异位心律。窦房结心律失常主要见于窦性心动过速、窦性心动过缓、窦性心律不齐和窦性停搏。异位心律主要见于期前收缩、阵发性心动过速、心房（室）扑动或颤动等。冲动传导异常主要见于各种传导阻滞，如窦房传导阻滞、房内传导阻滞、房室传导阻滞、左（右）束支传导阻滞等。

心律失常是心血管疾病中重要的一组疾病。它可单独发病，亦可与其他心血管疾病伴发。其预后与心律失常的病因、诱因、演变趋势及是否导致严重血流动力障碍有关，可突然发作而致猝死，亦可持续累及心脏而致其衰竭。

（苏 娟 赵 贝）

第四节 急性心力衰竭

Section Ⅳ Acute heart failure

【课前思考】

1. 什么是心力衰竭？常见的产生原因有哪些？

2. 心力衰竭的产生机制是什么？

【实验目的】

1. 观察心力衰竭时机体功能活动的变化，特别是血流动力学的改变。

2. 理解心力衰竭的发生机制。

3. 学会中心静脉压（CVP）测定的方法。

【实验原理】

心力衰竭（heart failure，HF）是各种心脏疾病导致心功能不全的一种综合性疾病，是由于心肌收缩和（或）舒张功能障碍使心排血量绝对或相对降低的病理生理过程。HF易导致多器官功能障碍，在临床发生率和死亡率高。

心力衰竭的常见病因包括：①压力或容量负荷过度；②原发性心肌收缩、舒张功能障碍，如心肌炎、心肌梗死等心肌病变，心肌缺血缺氧如冠心病、严重贫血，维生素 B_1 缺乏等导致心肌能量代谢障碍。本实验通过兔耳缘静脉注射栓塞剂（液状石蜡）造成兔急性肺小血管栓塞，引起右心压力负荷过重，同时通过大量输液引起右心容量负荷增加。由于前、后负荷的过度增加，造成心脏收缩和舒张功能降低，从而导致急性心力衰竭。

【实验对象】

家兔。

【实验材料】

1. 实验器材　兔手术台，婴儿秤，哺乳类动物手术器械 1 套（手术刀、组织剪、止血钳、眼科剪、动脉夹、气管插管、玻璃分针），注射器（5 mL、20 mL 各 1 支），动脉插管，连接三通活塞的静脉插管，听诊器，缝合线，胶布，针头，电热恒温水浴箱，BL-420 生物信号采集与处理系统，呼吸换能器，压力换能器，水检压计。

2. 实验试剂　20% 氨基甲酸乙酯，液状石蜡，生理盐水，0.5% 肝素。

【实验内容】

1. 麻醉和保定　取健康家兔称重，耳缘静脉注射 20% 氨基甲酸乙酯（5 mL/kg）全麻，仰卧保定在兔手术台上。

2. 颈部手术　包括颈外静脉、颈总动脉和气管的暴露与分离。颈部剪毛，颈正中纵向切口 5～7 cm，沿肌肉走行方向分别进行气管、左侧颈总动脉和右侧颈外静脉分离。

3. 全身肝素化　耳缘静脉注射 0.5% 肝素（1 mL/kg）。

4. 插管

（1）左侧颈总动脉插管：用于描记血压。

（2）右侧颈外静脉插管：用于输液和中心静脉压（CVP）测量。结扎静脉远心端，提起丝线，在靠近远心端结扎处用眼科剪呈 45° 角剪一斜口，小心向心脏方向插入预先充满生理盐水的静脉插管，结扎固定插管。

（3）输尿管插管：从尿道口插入用液状石蜡润滑的输尿管记录尿量。或者下腹部剪毛，在耻骨联合以上 1.5 cm 处做正中切口，长约 4 cm，分离皮下组织，沿腹白线切开腹膜，暴露膀胱做膀胱漏斗置入，并做荷包缝合导尿管，记录尿量。

（4）血流动力学指标测定：在胸骨乳突肌内侧分离右侧颈总动脉，动脉夹夹闭近心端，结扎远心端后再经颈总动脉插入充满肝素的心室导管，松紧度应以切口处不漏血且导管能自由进出为度。用镊夹住颈总动脉及导管，将导管插入右心室腔，感到导管随心脏搏动而明显抖动时，则应减慢插进速度。当 BL-420 生物信号采集与处理系统的波形由血压波变成具有明显舒张期而峰顶平坦的波形时，表明导管已经通过主动脉瓣进入右心室腔内，再向下送入导管，若还保持同样波形则固定导管。

5. 连接实验装置　插管分别与呼吸换能器、压力换能器及水检压计相连，描记正常的呼吸、血压曲线，测量中心静脉压，用听诊器听心音强度、胸背部呼吸音。

6. 急性心力衰竭动物模型的复制

（1）用注射器抽取 38℃的液状石蜡 0.5 mL/kg，经耳缘静脉缓慢注射，如果血压有明显下降和（或）中心静脉压（CVP）有明显上升，立即停止注射并持续观察 5 min。若血压和 CVP 又恢复到原来的水平，可继续注入少量的液状石蜡，直至血压有轻度下降（10 ~ 20 mmHg），或 CVP 明显升高。

（2）快速大量静脉输入或推注生理盐水［5 ~ 8 mL/（kg · min）或 70 ~ 120 滴 /kg］，注射液状石蜡后应尽量加快输液速度，输液过程中观察各项指标的变化。每 10 min 重复测量一次各项指标的变化，直至听诊肺部有湿啰音时停止推注或输液。

7. 指标监测　连接 BL-420 生物信号采集与处理系统，打开"循环"子菜单，选择"动脉血压调节"模块，监测血压、心率、呼吸等指标；用听诊器听心音强度、肺部呼吸音等。观测和记录右心室收缩压（RVSP）、右心室压最大上升速率（RV dp/dtmax）、平均主动脉压（MAP）。

8. 中心静脉压（CVP）的测定

（1）调整水检压计的零点，使之与家兔右心房处于同一水平线上。

（2）旋动三通开关，使水检压计与输液管相通，排除水检压计中气泡并使水充盈至满刻度。

（3）旋动三通开关，使水检压计与右侧颈外静脉插管相通，这时可见水检压计中液面下降，直至液面不再明显下降为止（此时液面尚能随呼吸有轻微波动）。读水检压计中液面高度，此高度即为 CVP（单位为 cmH$_2$O）。

9. 肝 – 颈静脉回流征实验　测定 CVP 后压迫肝区，若 CVP 升高，则肝 – 颈静脉回流征实验为阳性；反之则为阴性。

10. 处死及观察　待家兔出现明显的心力衰竭血流动力学变化后，处死家兔并解剖尸体，观察有无肺水肿，心包积液，心、肝、肺等脏器的变化。

【注意事项】

1. 本实验中全身麻醉不宜过深，因麻醉过深后大量输液会引起动物排尿显著增加，这样容量负荷难以很快增加。

2. 液状石蜡栓塞剂注入不能过快、过多，否则家兔可能很快死亡。但若注入量不够，则肺小血管栓塞范围有限，不能有效提高右心后负荷。故在注射栓塞剂时要密切注意血压的变化，当出现血压明显降低时应暂停注射，注意观察，若血压逐渐恢复到原来水平，可再缓慢注入少量液状石蜡。

3. 颈外静脉插管须小心谨慎，如插管不顺利不能强行插入，可以将插管轻微旋转或将插管适当后退，否则易将血管壁插破。

【讨论】

1. 本实验中观察中心静脉压的意义是什么？

2. 本实验中有无肺水肿发生？若有，其发生机制是什么？治疗原则是什么？

【知识拓展】

人 工 心 脏

心脏病是人类死亡的第二大杀手。在人体心脏因病损而部分或完全丧失功能以致不能维持全身正常循环时，可移植一种用人工材料制造的机械装置以暂时或永久地部分或完全代替心脏功能，推动血液循环，这种装置即人工心脏。

2021年1月5日下午，在四川省人民医院接受全国第一例正式上市的人工心脏植入患者顺利康复出院。该患者是一名42岁男性，临床确诊为扩张型心肌病，经过内科规范药物治疗，心脏功能未见好转，情况持续恶化，对药物反应差，生活质量进行性下降，生命濒危，经仔细评估该患者已处于终末期心力衰竭，预期寿命不到1年。晚期心力衰竭患者生活质量差，死亡率高，心脏移植是最终解决手段。但是目前我国供体缺乏，患者往往失去心脏移植挽救机会。人工心脏是延续终末期心力衰竭患者生命和改善生活质量的重要有效措施，能够帮助患者恢复心脏功能或过渡到心脏移植阶段。

（周　萍　田新雁）

第五节　不同药物对离体心脏功能的影响

Section V　Effects of different drugs on
isolated cardiac function

【课前思考】

1. 离体蛙心为什么会有节律性跳动？

2. 细胞外液中钙离子浓度发生变化时，心脏的功能有何变化？为什么？

【实验目的】

1. 观察离体情况下不同体液因素及药物对蛙心活动的影响。

2. 学会离体蛙心灌流方法，了解离体器官的研究方法。

【实验原理】

心肌细胞具有自动节律性（autorhythmicity），离体心脏在无神经支配情况下，能维持一定时间的节律性跳动。但必须保持离体心脏处于一个适宜环境，包括理化环境的稳定和营养物质的供应，如离子浓度、温度、酸碱度、渗透压的稳定和氧及营养物质的供应等。本实验利用离体心脏灌流方法，以任氏液人工灌流心脏，通过仪器描记心脏活动曲线，观察 Na^+、K^+、Ca^{2+} 及肾上腺素、乙酰胆碱、乳酸、$NaHCO_3$ 等因素对离体心脏的影响，说明正常心脏活动有赖于内环境的相对稳定。

【实验对象】

牛蛙。

【实验材料】

1. 实验器材　BL-420生物信号采集与处理系统，张力换能器，蛙类手术器械，蛙心灌流套管，万能支架，蛙心夹，乳头吸管，恒温水浴槽，棉球和线，小烧杯。

2. 实验试剂　任氏液，0.65% NaCl，2% CaCl$_2$，1% KCl，1∶10 000 肾上腺素，1∶10 000 乙酰胆碱，1% 乳酸，2.5% NaHCO$_3$。

【实验内容】

1. 手术

（1）破坏蛙的脑和脊髓，暴露心脏，小心剪去大血管周围的系膜和心包膜。

（2）仔细识别心房，心室，动脉圆锥，主动脉，静脉窦，前、后腔静脉等。

（3）结扎右主动脉，在主动脉干下穿一根线，将心脏翻至背面，结扎前、后腔静脉和左、右肺静脉（注意勿扎住静脉窦）。将心脏回复至原位，在左主动脉下穿两根线，用一线结扎左主动脉远心端，另一线打虚结，在左主动脉上靠近动脉圆锥处剪一斜口，将盛有少量任氏液的蛙心插管插入主动脉，插至动脉圆锥时略向后退，在心室收缩时，向心室后壁方向下插，经主动脉瓣插入心室腔内，将虚结扎紧并固定于插管侧面的小突起上。

（4）提起插管，在结扎线远端分别剪断左、右主动脉，左、右肺静脉和前、后腔静脉，将心脏离体。用吸管吸净插管内余血，加入新鲜任氏液，反复数次，直至液体完全澄清，保持灌流液面高度 1~2 cm。

2. 仪器装置调试

（1）将插管固定在支架上，用蛙心夹在心脏舒张时夹住蛙心尖，并连接张力换能器，张力换能器的输入端与 BL-420 生物信号采集与处理系统的前面板 CH1 接口相连。

（2）启动计算机，进入 BL-420 生物信号采集与处理系统界面，在"实验模块"菜单的"循环"子菜单中选择"蛙心灌流"，开始实验。根据信号窗口中显示的波形，适当调节"控制、信息区切换按钮"中的增益和扫描速度以获得最佳的效果（图 4-4）。

3. 实验观察项目

（1）描记正常蛙心收缩曲线，观察幅度、频率和基线等。

（2）观察各种离子及药物对心脏活动的影响（表 4-4）。

1）吸出插管为全部灌流液，换入 0.65% NaCl，观察蛙心收缩曲线变化。待效应明显

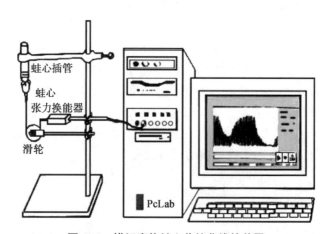

图 4-4　描记离体蛙心收缩曲线的装置

后，吸出灌流液，用新鲜任氏液换洗 3 次，直至曲线恢复正常。

2）加 1 ~ 2 滴 2% CaCl₂ 于新换入的任氏液中，观察蛙心收缩曲线变化。出现效应后，用新鲜任氏液换洗至曲线恢复正常。

3）加 1 ~ 2 滴 1% KCl 于新换入的任氏液中，观察蛙心收缩曲线变化。待效应出现后，再用新鲜任氏液换洗至曲线恢复正常。

4）加 1 ~ 2 滴 1∶10 000 肾上腺素于新换入的任氏液中，观察蛙心收缩曲线变化。待效应出现后，用新鲜任氏液换洗至曲线恢复正常。

5）加 1 滴 1∶10 000 乙酰胆碱于新换入的任氏液中，观察蛙心收缩曲线变化。待效应出现后，用新鲜任氏液换洗至曲线恢复正常。

6）加 1 ~ 2 滴 2.5% NaHCO₃ 溶液于新换入的任氏液中，观察蛙心收缩曲线变化。待效应明显后，用新鲜任氏液换洗至曲线恢复正常。

表 4–4　各种离子及药物对离体心脏活动的影响

项目	心肌收缩幅度		
	对照	实验	变量
1. 正常蛙心收缩（任氏液灌流）			
2. 灌流液中加入 0.65% NaCl			
3. 灌流液中加入 2% CaCl₂			
4. 灌流液中加入 1% KCl			
5. 灌流液中加入 1∶10 000 肾上腺素			
6. 灌流液中加入 1∶10 000 乙酰胆碱			
7. 灌流液中加入 2.5% NaHCO₃			

【注意事项】

1. 换液时，必须用任氏液冲洗 3 次，并使液面均保持相同的高度。

2. 随时滴加任氏液于蛙心表面使之保持湿润。

3. 固定换能器时，头端应稍向下倾斜，以免自蛙心滴下的液体流入换能器内。

【讨论】

1. 实验过程中插管的液面为什么都应保持相同的高度？

2. 分析各项实验结果的产生原因。

【知识拓展】

哺乳动物离体心脏灌流技术

1897 年 Langendorff 在改良的蛙心灌流基础上，创建了哺乳动物（猫、兔、犬等）的离体心脏灌流法，称为 Langendorff 灌流法。此方法尤其适用于研究药物对家兔、豚鼠、大鼠等动物离体心脏的影响。除观察药物对心肌的直接作用外，还可观察药物对冠状动脉血流量等造成的重要影响。

　　心脏的冠状动脉在紧靠升主动脉的主动脉瓣上方，从升主动脉根部分出，哺乳动物冠状循环的血液经左、右两冠状动脉向心肌纤维运输。Langendorff 灌流法正是利用这一原理，采用了"主动脉逆行灌注"的方法。灌流时，主动脉中逆向灌流液可关闭主动脉瓣，灌流液则几乎全部在主动脉根部灌入冠状动脉入口。近年来，由于在心血管功能研究领域出现了越来越多的模拟人类病理的基因修饰小鼠模型，研究者们正逐步从大鼠、豚鼠和家兔等传统实验动物转向小鼠，Langendorff 灌流法的仪器与技术也有了不少改进。

（周　萍　陆　丽）

数字课程学习

✎ 自测题

第五章

呼吸系统实验

第一节 缺氧及救治

Section Ⅰ Hypoxia and treatment

【课前思考】

1. 氧的生理功能有哪些?

2. 氧在体内是如何储存和运输的?

3. 哪些因素可以导致氧的供应不足或者利用障碍?

【实验目的】

1. 学会低张性缺氧、血液性缺氧和组织性缺氧动物模型的复制方法。

2. 观察不同类型缺氧时呼吸节律、皮肤黏膜和腹腔内脏颜色的变化。

3. 了解不同类型缺氧的治疗原则。

【实验原理】

缺氧(hypoxia)是临床上最为常见的病理过程之一,严重者可危及生命。缺氧按其发病原因可分为低张性缺氧、血液性缺氧、循环性缺氧和组织性缺氧。它们都可引起呼吸、循环、中枢神经系统及其他系统功能紊乱,甚至导致死亡。

低张性缺氧最常见的原因是吸入气氧分压降低及外呼吸功能障碍。本实验通过将小鼠放于加入钠石灰的密闭缺氧瓶内,使单位容积内空气中的氧含量降低,以模拟大气氧分压降低而复制低张性缺氧模型。

血液性缺氧是由于血红蛋白的数量减少或性质发生改变导致血液携氧能力降低而引起的缺氧。本实验将复制两种常见的血液性缺氧模型:一是使小鼠吸入 CO,其原理为血红蛋白能与 CO 结合形成碳氧血红蛋白,其亲和力较强从而大大降低血红蛋白与氧的结合能力,引起氧的运输障碍而致机体缺氧;二是向小鼠腹腔内注射高浓度的亚硝酸钠溶液,亚硝酸钠是强氧化剂,进入机体后可使血红蛋白分子内的 Fe^{2+} 被氧化为 Fe^{3+},形成高铁血红蛋白,从而失去结合氧的能力而复制血液性缺氧模型。

组织性缺氧是由于组织细胞对氧利用障碍而致细胞能量产生减少的一种缺氧类型。其常见原因是某些毒性物质的中毒和严重维生素缺乏。本实验通过向小鼠腹腔注射甲醇溶液复制组织性缺氧模型,其原理是甲醇进入体内后,经肝醇脱氢酶作用及醛脱氢酶作用先后被氧化为甲醛和甲酸,甲酸能导致细胞线粒体内呼吸链中的某些酶如线粒体酶和细胞色素氧化酶的功能障碍而使呼吸链中断,细胞不能利用氧而引起缺氧。

【实验对象】

小鼠。

【实验材料】

1. 实验器材 密封广口瓶，CO 发生装置，酒精灯，1 mL 注射器及针头若干，粗剪刀，组织镊，计时器，天平等。

2. 实验试剂 钠石灰，甲酸，浓硫酸，氢氧化钠，5% 亚硝酸钠，1% 亚甲蓝，甲醇，乙醇。

【实验内容】

1. 低张性缺氧

（1）取小鼠 1 只，称重标记后置于装有钠石灰的缺氧瓶中（钠石灰量不超过缺氧瓶的 1/4）。

（2）观察和记录动物缺氧前的一般状况、呼吸频率和深度、皮肤和口唇黏膜颜色。随后塞紧瓶塞（瓶口用双层纱布包裹，避免漏气），记录时间，每 5 min 重复观察并记录上述指标 1 次，直至动物死亡，记录死亡时间。

（3）保留动物尸体，待 2、3 实验做完后，再依次打开其腹腔，比较内脏的颜色（表 5-1）。

2. 血液性缺氧

（1）CO 中毒性缺氧

1）将小鼠 1 只放入广口瓶中，观察其正常表现，然后与 CO 发生装置连接（图 5-1）。

2）取甲酸 3 mL 加入 CO 发生装置试管内，再加入浓硫酸 2～3 mL，塞紧试管塞。点燃酒精灯装置，于试管下缓慢加热，见试管内有气泡产生即可，切忌加热过度使管内液体沸腾，否则将导致 CO 产生过多过快而使小鼠迅速死亡，影响结果观察。

3）密切观察小鼠反应，若小鼠出现抽搐立即熄灭酒精灯，并将小鼠取出放于通风处，观察动物指标是否恢复。若小鼠恢复，继续上述实验。观察小鼠一般状况，皮肤、黏膜颜色，呼吸频率、深度有无变化，记录存活时间（表 5-1）。

（2）亚硝酸钠中毒性缺氧

1）取体重相近的小鼠 2 只，观察其正常指标，分别做好标记。腹腔注射 5% 亚硝酸

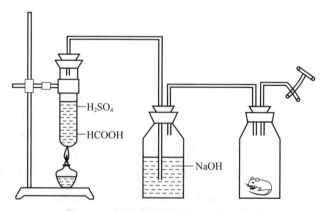

图 5-1 小鼠缺氧装置及 CO 发生装置

钠 0.3 mL，随后立即取其中 1 只小鼠腹腔注射 1% 亚甲蓝 0.3 mL，另 1 只小鼠腹腔注射生理盐水 0.3 mL。

2）比较两只小鼠上述指标的变化，记录存活时间（表 5-1）。

3. 组织性缺氧

（1）小鼠称重，取体重相近的小鼠 2 只，观察其正常指标，分别做好标记。腹腔注射浓度为 50% 的甲醇溶液（0.22 mL/10 g），待出现中毒现象后，立即取其中 1 只小鼠腹腔注射乙醇溶液 0.3 mL，另 1 只小鼠腹腔注射生理盐水 0.3 mL。

（2）比较两只小鼠上述指标的变化，记录存活时间（表 5-1）。

表 5-1 不同类型缺氧及救治作用的观察

缺氧类型	一般状况	呼吸频率（次 / min）	呼吸深度	皮肤、黏膜颜色	肝颜色	存活时间（min）
1. 低张性缺氧						
正常						
缺氧						
2. 血液性缺氧						
（1）CO 中毒						
正常						
缺氧						
（2）亚硝酸钠中毒						
正常						
生理盐水对照						
亚甲蓝救治						
3. 组织性缺氧						
正常						
生理盐水对照						
乙醇救治						

【注意事项】

1. 缺氧瓶一定要密闭，可用凡士林油涂在瓶塞边缘。

2. 复制 CO 中毒时，通入 CO 浓度不宜过高，以免小鼠迅速死亡影响观察。

3. 小鼠腹腔注射应稍靠左下腹，勿损伤肝，也应避免将药液注入肠腔及膀胱内。

4. 实验过程中要注意通风，防止室内 CO 浓度过高。

【讨论】

1. 在上述实验中，不同原因引起的实验动物缺氧，其呼吸变化有何不同？其机制是什么？

2. 缺氧发生后，机体的代偿反应有哪些？

3. 如何复制循环性缺氧动物模型？休克时机体缺氧的类型可有哪几种？

【知识拓展】

氧 的 感 知

氧是机体新陈代谢和维持生存的必要条件，是细胞生命活动的基础。生物体是如何对氧气浓度进行信号识别的呢？

2019 年诺贝尔生理学或医学奖授予来自哈佛医学院达纳 – 法伯癌症研究所的威廉·凯林（William G. Kaelin, Jr.）、牛津大学和弗朗西斯·克里克研究所的彼得·拉特克利夫（Peter J. Ratcliffe）及美国约翰霍普金斯大学医学院的格雷格·塞门扎（Gregg L. Semenza）。他们开创性的发现揭示了生命中最重要的适应过程机制——细胞如何感知氧气浓度变化及相应的适应性机制。三位科学家分别在自己的领域内研究了缺氧对肿瘤的影响、低氧状态下细胞的反应及缺氧诱导因子 –1（hypoxia-inducible factor 1，HIF-1）在其中的作用。

（王　茜　田昆仑）

第二节　胸内压测定和气胸

Section Ⅱ　The measurement of intrapleural pressure and pneumothorax

【课前思考】

1. 胸内负压是如何形成的？

2. 平静呼吸时胸内负压的值如何变化？

3. 气胸对呼吸运动有何影响？

【实验目的】

1. 理解胸内负压的生理意义。

2. 学会胸内负压的测量方法。

3. 了解气胸的救治原则。

【实验原理】

胸膜腔是不含气体的密闭腔隙，其内的压力即胸膜腔内压（intrapleural pressure），简称胸内压。胸内压的大小是作用方向相反的两个力，即使肺泡扩张的肺内压与使肺泡缩小的肺回缩压的代数和，用公式表示为胸内压 = 肺内压 – 肺回缩压。平静吸气末或呼气末，呼吸道内气流停止，且呼吸道与外界相通，此时肺内压等于大气压，若以大气压为 0 计，则胸内压 = – 肺回缩压。因此，呼吸过程中，胸内压值始终低于大气压，故称胸内负压。胸内压随呼吸运动而变化，吸气时负值增大，呼气时负值减小。

因创伤、肺组织病变破裂等原因导致胸膜腔密闭性丧失，胸膜腔与外界相通，空气进入胸膜腔，称气胸。此时，胸内压与大气压相等，不再为负值，肺因自身的弹性而回缩，导致肺不张。严重气胸将导致呼吸和循环功能障碍，若不紧急处理，将危及生命。

【实验对象】

家兔。

【实验材料】

1. 实验器材 BL-420 生物信号采集与处理系统，恒温兔台，哺乳类动物手术器械 1 套（手术刀、组织剪、止血钳、眼科剪、动脉夹、眼科镊、气管插管、注射器、玻璃分针），压力换能器，胸内套管或穿刺针头，长橡皮管（50 cm），20 mL 注射器。

2. 实验试剂 20% 氨基甲酸乙酯。

【实验内容】

1. 胸内负压的观察

（1）动物手术：20% 氨基甲酸乙酯（5 mL/kg）耳缘静脉注射麻醉家兔，待动物麻醉后，仰卧保定于手术台，剪去颈部和右侧胸部兔毛，做颈部正中切口，一次全层切开皮肤、皮下组织，分离颈部肌肉，暴露气管，做倒"T"形气管切口，插入气管插管，并在插管两侧各连接长约 3 cm 的橡皮管，其中一侧用于记录呼吸运动。

在家兔右腋前线第 4～5 肋间沿肋骨上缘做长约 2 cm 的切口，确定穿刺点并将穿刺点处表层肌肉稍加分离，经穿刺点快速插入胸内套管，可观察到呼吸曲线向下移位，其后随呼吸运动而升高或降低，表明胸内套管已插入胸膜腔内，旋紧套管螺旋将其稳定固定于胸壁。如采用穿刺针头，则无需分离肌肉，将穿刺针头沿下位肋骨上缘垂直刺入胸膜腔，针头进入胸膜腔时有明显突破感或"落空"感，观察到前述呼吸曲线变化后，以胶布将穿刺针尾固定于胸部皮肤，防止穿刺针头移位或滑脱。

（2）仪器连接：将气管插管的一侧连接压力换能器，并接入 BL-420 生物信号采集与处理系统，以记录呼吸运动；将胸内套管（或穿刺针头）连接至压力换能器，同样接入 BL-420 生物信号采集与处理系统，用于记录胸内压变化（图 5-2）。

（3）实验观察项目

1）平静呼吸时的胸内负压：记录一段正常呼吸曲线（图 5-3），读出平静吸气末和呼气末胸内压数值。

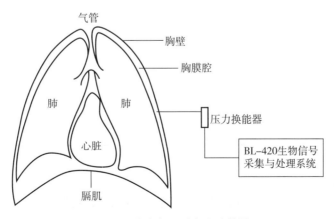

图 5-2 胸内负压测定实验装置

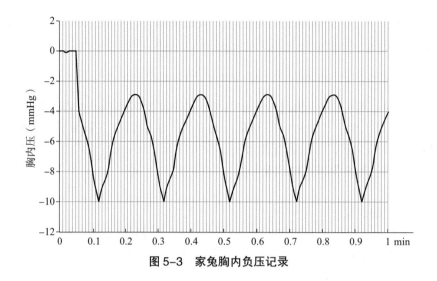

图 5-3 家兔胸内负压记录

2）增大无效腔对胸内负压的影响：将长约 50 cm 的橡皮管接入气管插管的另一侧以增大无效腔，记录呼吸运动加深加快时胸内压数值，比较此时胸内压与平静呼吸时胸内压的异同。

3）憋气对胸内负压的影响：在吸气末或呼气末，堵塞或夹闭气管插管两侧，动物因憋气而用力呼吸，但不能吸入或呼出气体。观察此时胸内压的变化，比较胸内压是否高于大气压。

2. 开放性气胸的观察　沿第 7 肋骨上缘切开皮肤，以止血钳分离切断肋间肌及壁层胸膜，造成约 1 cm 长的创口，使胸膜腔与大气相通，引起开放性气胸，观察肺组织是否萎陷，胸内压是否仍低于大气压并随呼吸而变化。随后，迅速关闭切口并用注射器抽出胸膜腔内气体，再次观察胸内压变化。

将上述实验结果记录于表 5-2 中。

表 5-2　胸内压记录值（mmHg）

处理	呼气末	吸气末
平静呼吸		
增大无效腔		
憋气		
气胸		
气胸抢救后		

【注意事项】

1. 胸内压观察时，穿刺针不宜插得过深，以免刺破肺组织或血管造成气胸或过量出血。

2. 若检测不到胸内压，注意检查：①气管插管是否有血凝块或组织堵塞；②气管插管是否插入过深已进入肺组织；③是否已造成气胸。

3. 穿刺时若不慎造成气胸，可迅速封闭创口，快速抽出胸膜腔内气体，恢复胸膜腔负压状态。

【讨论】

1. 胸膜腔保持负压的生理意义是什么？

2. 出现气胸后，如何快速抢救？

【知识拓展】

气　　胸

气胸是常见的外科急症，可分为自发性、外伤性和医源性三类。气胸发生时，由于失去了胸内负压对肺的牵引作用，使肺失去膨胀能力，肺萎陷、容积减小，出现通气障碍。同时，由于吸引静脉血回心的负压消失，甚至由负变正而对血管和心脏产生压迫，使心脏充盈减少，每搏排血量降低，血压下降，甚至导致休克而危及生命。

（董毅龙　秦　燕）

第三节　呼吸运动的调节及急性呼吸衰竭

Section Ⅲ　The regulation of respiration and acute respiratory failure

【课前思考】

1. 不同环境条件下，呼吸运动的变化有何生理意义？

2. 影响呼吸运动的化学性因素有哪些？

3. 什么是呼吸衰竭？

【实验目的】

1. 观察不同实验因素对呼吸运动的影响，并分析其机制。

2. 学会复制肾上腺素性肺水肿动物模型的方法。

3. 分析肾上腺素性肺水肿致呼吸衰竭的发病机制。

4. 了解取血和血气分析仪测定血气指标的方法。

【实验原理】

机体通过节律性的呼吸运动（respiratory movement）来满足并适应机体代谢的需要，而这种节律性的呼吸运动有赖于呼吸中枢的调节。体内、外各种刺激可以作用于呼吸中枢或通过不同的感受器反射性地影响呼吸运动。呼吸运动受到神经和体液因素的调节。体液因素如化学因素 O_2、CO_2 和 H^+ 的变化可刺激化学感受器反射性调节呼吸运动。

肺内、外参与呼吸运动的各种结构、功能障碍均可引起通气不足或换气功能障碍，最终导致呼吸衰竭（respiratory failure）。肾上腺素性肺水肿主要是通过大剂量的肾上腺素使肺毛细血管收缩，肺毛细血管因缺血、缺氧而损伤，导致毛细血管壁通透性增加，使肺泡间质液增多，最终引起肺水肿（pulmonary edema）而导致急性呼吸衰竭。

【实验对象】

家兔。

【实验材料】

1. 实验器材　BL-420 生物信号采集与处理系统，呼吸换能器，血气分析仪，哺乳类动物手术器械 1 套（手术刀、组织剪、止血钳、眼科剪、动脉夹、眼科镊、气管插管、玻璃分针），兔手术台，注射器（2 mL、5 mL、20 mL 各 1 支），50 cm 长橡皮管 1 根，纱布，丝线，钠石灰瓶，球胆 2 个（分别装入 CO_2 和空气备用）。

2. 实验试剂　生理盐水，20% 氨基甲酸乙酯，盐酸肾上腺素注射液，3% 乳酸，肝素。

【实验内容】

1. 家兔呼吸运动的调节

（1）颈部手术：从兔耳缘静脉缓慢注入 20% 氨基甲酸乙酯（5 mL/kg），待动物麻醉后仰卧保定于兔手术台上，沿颈部正中切开皮肤，分离气管并插入气管插管，分离颈部两侧迷走神经，穿线备用。

（2）连接仪器：用橡皮管将气管插管的一个侧管连于呼吸换能器，呼吸换能器的输入端与 BL-420 生物信号采集与处理系统的前面板 CH1 接口相连。

（3）使用 BL-420 生物信号采集与处理系统：选择"实验模块"菜单中的"呼吸"子菜单项，在"呼吸"子菜单中选择"呼吸运动的调节"实验模块。根据信号窗口中显示的波形，适当调节实验参数以获得最佳的实验效果。

（4）实验观察项目

1）描记正常呼吸曲线（图 5-4）。

2）吸入气 CO_2 增加对呼吸运动的影响：气管插管的另一侧与 CO_2 球胆相连，打开球胆的夹子，使兔吸入一定量的 CO_2，观察吸入气中 CO_2 增加对呼吸运动的影响。夹闭 CO_2 球胆管，观察呼吸运动恢复的过程。

3）增大无效腔对呼吸运动的影响：把 50 cm 长橡皮管连接在气管插管侧管上，家兔通过这根长管进行呼吸，观察经一段时间后呼吸运动有何变化。呼吸发生明显变化后即去掉橡皮管，使呼吸运动恢复正常。

4）H^+ 浓度增加对呼吸运动的影响：用 5 mL 注射器，由耳缘静脉较快地注入 3% 乳

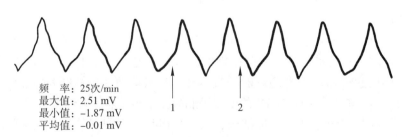

频　率：25次/min
最大值：2.51 mV
最小值：-1.87 mV
平均值：-0.01 mV

图 5-4　正常呼吸曲线

1. 呼气相；2. 吸气相

酸 2 mL，观察呼吸运动的变化。

5）气道狭窄（不完全窒息）对呼吸运动的影响：用中号镊夹闭与气管相连的橡皮管的口径约 2/3，或用橡胶泥阻塞气管套管口径约 2/3，观察并记录呼吸运动的变化。

6）切断双侧迷走神经对呼吸运动的影响：提起细线同时切断双侧迷走神经，观察并记录呼吸运动的变化（表 5–3）。

表 5–3　不同实验项目对呼吸运动的影响

实验项目	实验前		实验后		改变	
	呼吸频率	呼吸深度	呼吸频率	呼吸深度	呼吸频率	呼吸深度
1. 正常呼吸						
2. 吸入气 CO_2 增加						
3. 增大无效腔						
4. H^+ 浓度增加						
5. 气道狭窄						
6. 切断双侧迷走神经						

2. 复制肾上腺素性肺水肿动物模型

（1）耳缘静脉注射盐酸肾上腺素注射液 1～1.5 mL/kg。20 min 后若无肺水肿形成，可追加。

（2）观察家兔呼吸及一般情况变化，描记呼吸曲线。若呼吸曲线明显变浅快或气管内涌出粉红色泡沫样液体，提示肺水肿已形成。

（3）用 2 mL 注射器（预先用肝素浸润管壁）抽出颈总动脉内血液 0.3～0.5 mL（依血气分析仪要求酌定），取下注射针头迅速套上插有橡皮块的针头立即送血气分析。取血时切忌与空气接触，如针管内有小气泡要立即排除。

（4）处死家兔。

（5）开胸取肺。用粗线自气管下方结扎气管，自上而下打开胸腔，将肺和心脏一起取出，剪去心脏，用滤纸吸去肺表面的水分，天平称两肺重量，计算肺系数。

$$肺系数 = \frac{肺重量（g）}{体重（kg）}$$

若肺系数 > 5.0，提示肺水肿形成。

【注意事项】

1. 气管插管前对气管进行止血并清理干净血污再进行插管。

2. 经耳缘静脉注射乳酸时，要选择静脉远端，注意不要刺破静脉，以免乳酸外漏，引起动物挣扎躁动。吸入 CO_2 流速不宜过急，以免直接影响呼吸运动，造成假象干扰实验结果。

3. 取肺前要结扎气管以防肺泡液流出。

4. 各项实验前均需描记相应正常曲线以作对照。

【讨论】

1. 分析各种实验因素对呼吸运动影响的机制。

2. 观察切断迷走神经后动物呼吸运动的变化，分析迷走神经在节律性呼吸运动中起何作用。

3. 根据本次实验的结果，探讨肺水肿引起呼吸衰竭的机制。

【知识拓展】

人 工 呼 吸

呼吸是维持正常生命活动、保持内环境稳态的基本生理活动之一，呼吸停止往往意味着生命即将终止。但在某些情况下，对呼吸暂停者进行及时人工呼吸急救有利于挽救生命。人工呼吸的原理是人为周期性制造肺内压与大气压的差值，引发被动肺通气。实践证明，人工呼吸急救措施越及时，呼吸暂停患者生存的可能性越高。据统计，"黄金四分钟"之内给予正确急救措施的生存概率高于50%。医务工作者和医学生应在工作和学习中不断精进技艺，提高水平，关键时刻能够有技能、有胆识，努力做到学以致用。

（赵 贝 苏 娟 周 萍）

数字课程学习

✎ 自测题

第六章

消化系统实验

第一节　离体小肠平滑肌生理特性及理化因素和药物的影响

Section Ⅰ　The physiological property of smooth muscle of
small intestine in vitro and influence factor

【课前思考】

1. 精神紧张时，消化道平滑肌活动有何变化？为什么？

2. 进食对消化道平滑肌活动有何影响？

【实验目的】

1. 会描述哺乳动物消化道平滑肌的一般生理特性。

2. 观察部分理化因素和药物对消化道平滑肌活动的影响。

3. 了解哺乳动物离体器官的实验方法。

【实验原理】

在整个消化道，除口、咽、食管上段的肌肉和肛门外括约肌属骨骼肌外，其余肌肉都是平滑肌。与骨骼肌相比，消化道平滑肌兴奋性较低，舒张缓慢；有自动节律性，但频率慢且节律不稳定；具有紧张性和较大的伸展性；对电刺激不敏感，但对机械牵张、温度和化学刺激敏感。消化道平滑肌受交感和副交感神经双重支配，交感神经兴奋时，其节后纤维释放去甲肾上腺素，通过与细胞 α、β 受体结合，抑制平滑肌活动；副交感神经兴奋时，其节后纤维释放乙酰胆碱，通过与细胞 M 受体结合，促进平滑肌活动。

【实验对象】

家兔。

【实验材料】

1. 实验器材　BL-420 生物信号采集与处理系统，恒温兔台，恒温平滑肌槽，哺乳类动物手术器械 1 套（手术刀、组织剪、止血钳、眼科剪、动脉夹、眼科镊、气管插管、玻璃分针），张力换能器，烧杯，丝线，注射器。

2. 实验试剂　台氏液，0.01% 乙酰胆碱溶液，0.1% 阿托品溶液，0.01% 肾上腺素溶液，0.1% 酚妥拉明溶液，1 mol/L HCl，1 mol/L NaOH。

【实验内容】

1. 仪器准备

（1）在水浴槽内加入适量蒸馏水，在实验管中加入台氏液，温度设定于 38℃，调节

气体流量使 O_2 气泡持续逐个溢出。

（2）固定张力换能器于传感器支架上，其延线插头接入 BL-420 生物信号采集与处理系统（图 6-1）。

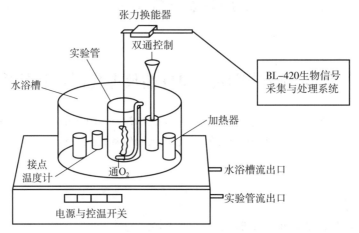

图 6-1　离体小肠平滑肌恒温实验装置

2. 标本准备

（1）耳缘静脉注射空气处死家兔。

（2）剪去腹部兔毛，于腹正中部纵向切开皮肤，沿腹白线剪开腹部肌肉，进入腹腔，暴露内脏。

（3）在胃幽门处找到十二指肠，轻轻拉出并游离一段肠管，轻柔地挤空肠管内容物。

（4）在肠管两端间距 3 cm 处分别穿两根丝线做双结扎（间距 1 cm），于双结扎线间剪断肠管，取出肠管并将其放入盛有台氏液的烧杯中。

（5）将肠管一端丝线固定于实验管中的挂钩，另一端与张力换能器相连，调节张力换能器高度至显示较好的波形。

3. 实验观察项目

（1）正常平滑肌收缩曲线：记录一段正常的小肠平滑肌收缩曲线（图 6-2），观察收缩曲线的基线（表示紧张性）、幅度（表示收缩力）、频率（表示自律性）。

（2）HCl 对平滑肌收缩的影响：向实验管内滴入 1 mol/L HCl 溶液 0.1 mL，观察平滑

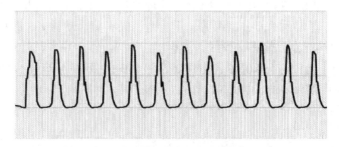

图 6-2　离体小肠平滑肌收缩曲线

肌收缩曲线；当观察到曲线明显变化后，立刻排放实验管内台氏液，换入新的预热台氏液，并反复冲洗 3 次，待收缩曲线恢复后进行下一项观察。

（3）NaOH 对平滑肌收缩的影响：向实验管内滴入 1 mol/L NaOH 溶液 0.1 mL，观察平滑肌收缩曲线；当观察到曲线明显变化后，立刻排放实验管内台氏液，换入新的预热台氏液，并反复冲洗 3 次，待收缩曲线恢复后进行下一项观察。

（4）肾上腺素对平滑肌收缩的影响：向实验管内加入 0.01% 肾上腺素溶液 0.1 mL，观察平滑肌收缩曲线；当观察到曲线明显变化后，立刻排放实验管内台氏液，换入新的预热台氏液，并反复冲洗 3 次，待收缩曲线恢复后进行下一项观察。

（5）酚妥拉明对平滑肌收缩的影响：向实验管内加入 0.1% 酚妥拉明溶液 0.1 mL，观察平滑肌收缩曲线；当观察到曲线明显变化后，立刻排放实验管内台氏液，换入新的预热台氏液，并反复冲洗 3 次，待收缩曲线恢复后进行下一项观察。

（6）乙酰胆碱对平滑肌收缩的影响：向实验管内加入 0.01% 乙酰胆碱溶液 0.1 mL，观察平滑肌收缩曲线；当观察到曲线明显变化后，立刻排放实验管内台氏液，换入新的预热台氏液，并反复冲洗 3 次，待收缩曲线恢复后进行下一项观察。

（7）阿托品对平滑肌收缩的影响：向实验管内加入 0.1% 阿托品溶液 0.1 mL，观察平滑肌收缩曲线；当观察到曲线明显变化后，立刻排放实验管内台氏液，换入新的预热台氏液，并反复冲洗 3 次，待收缩曲线恢复后进行下一项观察。

（8）温度对平滑肌收缩的影响：将实验管内台氏液更换为 25℃ 台氏液，观察平滑肌收缩曲线；当观察到曲线明显变化后，缓慢加温至 38℃，观察收缩曲线的变化。

将上述实验结果记录于表 6-1 中。

表 6-1 离体小肠平滑肌收缩的影响因素

处理	收缩基线	收缩频率	收缩幅度
正常			
HCl			
NaOH			
肾上腺素			
酚妥拉明			
乙酰胆碱			
阿托品			
温度			

【注意事项】

1. 制备小肠平滑肌标本时，动作应轻柔，避免过度牵拉。

2. 气流量要适中，以单个气泡在实验管内缓慢出现为宜，若气泡过多，平滑肌将受冲击而影响收缩曲线记录。

3. 每次加药出现效应后，必须立刻更换含药液的台氏液，并以预热台氏液冲洗至少

3 次，以免引起不可逆反应。待平滑肌活动恢复稳定后，再观察下一项目。若试剂加入后未观察到明显效应，可以补加少许试剂，但切勿过多，以免引起不可逆反应。

4. 水浴槽中液体的量以高过肠段为准，并保持液面高度恒定；除观察温度效应外，水浴槽内温度应始终保持在 38℃，避免过高或过低。

【讨论】

1. 消化道平滑肌和骨骼肌的生理特性有何异同？各有何生理意义？

2. 肾上腺素和乙酰胆碱为何对消化道平滑肌表现不同的作用？

【知识拓展】

肠 道 菌 群

肠道中生存着超过 10 万亿细菌，是人体细胞总数的 10 倍以上。生理状态下，各菌群和菌种间保持动态平衡，并通过合成 B 族维生素（维生素 B_1、B_2、B_6、B_{12}）、维生素 K、烟酸、泛酸等及促进铁、镁、锌等小分子物质吸收而参与人体生理功能调控；同时，肠道菌群也可利用蛋白质残渣合成必需氨基酸，如天门冬氨酸、苯丙氨酸、缬氨酸和苏氨酸等，并参与糖类和蛋白质的代谢。

研究证实，人体健康与肠道菌群平衡密切相关。肠道菌群失衡可能与肥胖、自身免疫病、高血压、糖尿病、癌症、自闭症、抑郁症等疾病的发生有关。因此，调节肠道菌群平衡将为部分疾病的治疗提供一种新的思路。

（董毅龙 黄晓宾）

第二节 肝 性 脑 病

Section Ⅱ Hepatic encephalopathy

【课前思考】

1. 肝在氨的代谢过程中起什么作用？

2. 血氨在体内的来源和去路分别是什么？

3. 血氨在体内如何影响大脑的功能？

【实验目的】

1. 能分析引起血氨升高的因素及其在肝性脑病发生中的作用机制。

2. 会描述血氨的来源和去路。

3. 了解肝性脑病的治疗原则。

【实验原理】

肝性脑病（hepatic encephalopathy，HE）是继发于严重肝疾病的神经精神综合征，其发病机制至今尚未完全清楚。目前多数学者主张，因肝疾病引起脑细胞的代谢和功能障碍，主要是由多种从肠道吸收的蛋白质代谢产物不能被生物氧化而蓄积于体内引起的，其中氨中毒学说（ammonia intoxication hypothesis）仍为中心环节。在正常情况下，血氨的产生与清除保持动态平衡，而氨在肝中合成尿素是维持此平衡的关键。在病理情况下，即肝功能严重受损时，肝内尿素的合成发生障碍，加之肠壁吸收肠道内生成的氨过多，经侧支循环直接进入体循环，使血氨增高，增高的血氨通过血脑屏障进入脑组织，引起脑功能障碍。

本实验通过复制家兔急性肝功能不全动物模型及十二指肠插管灌注复方氯化铵，探讨家兔血氨升高与肝性脑病发生之间的关系。

【实验对象】

家兔。

【实验材料】

1. 实验器材　哺乳类动物手术器械 1 套（手术刀、组织剪、止血钳、眼科剪、动脉夹、眼科镊、气管插管、玻璃分针），兔手术台，刺激器，刺激电极，刺激引导线，扩散瓶，离心管，吸管（0.1 mL、0.5 mL、5 mL），注射器（1 mL、10 mL、30 mL），兔绳，细塑料管，小烧杯，纱布条。

2. 实验试剂　20% 氨基甲酸乙酯，复方氯化铵，生理盐水，测血氨和尿素氮诸试剂。

【实验内容】

1. 实验分组　取体重相近的健康家兔 3 只，随机分为 3 个组。

假手术组：肝假结扎 + 十二指肠灌注复方氯化铵。

对照组：肝大部分结扎 + 十二指肠灌注生理盐水。

实验组：肝大部分结扎 + 十二指肠灌注复方氯化铵。

2. 麻醉保定　动物称重，用 20% 氨基甲酸乙酯（5 mL/kg）耳缘静脉注射麻醉，待动物麻醉完全后，仰卧位保定于兔手术台上。

3. 暴露肝　腹部剪毛，自剑突下沿腹部正中线切开腹壁，长约 10 cm，打开腹腔，将示指和中指伸入至肝膈面，分别置于镰状韧带两侧并下压肝，暴露镰状韧带，用手钝性分离镰状韧带、肝胃韧带，使肝成游离状态。

4. 心脏取血　家兔仰卧位保定后，在第 3 肋间隙胸骨左缘约 3 mm 处，示指触及心搏最明显点，注射针头垂直刺入心脏，取血 5 mL，其中 2 mL 全血用于血氨的测定，另外 3 mL 置于离心管中，静置 10 min 后离心（2 500 r/min，离心 10 min），取血清测定尿素氮含量。

5. 结扎肝　将肝胰面上翻，认真辨认各肝叶，用纱布条从肝蒂部将肝左外叶、左中叶、方叶和右中叶结扎或切除，仅留下右外叶和尾状叶（图 6-3 左）。肝叶由红色变褐色，造成家兔急性肝功能不全。假手术组暴露肝但不结扎。

6. 十二指肠插管　沿胃幽门端找到十二指肠，在肠壁上做一直径约 1 cm 的荷包缝合，用眼科剪在其中做一小切口，向空回肠方向插入十二指肠插管，插管约 5 cm，拉紧荷包缝合线结扎固定插管（图 6-3 右），用止血钳对合夹住腹壁切口，关闭腹腔保温，动物松绑。依据实验分组，向十二指肠插管内灌注复方氯化钠溶液或生理盐水，每间隔 5 min 灌注 10 mL，仔细观察家兔的呼吸、肌张力变化，直至痉挛发作为止。记录所用复方氯化钠溶液或生理盐水的总量、痉挛最早出现的时间和家兔死亡时间。再次心脏取血 5 mL，分别测血氨（2 mL）和血尿素氮（3 mL）。

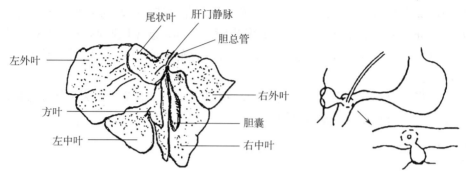

图 6-3　家兔的肝、胆解剖位置及十二指肠插管荷包缝合法示意图

7. 实验项目观察及记录　观察家兔一般情况、角膜反射、痉挛出现时间等情况，记录于表 6-2 中。

表 6-2　氨在肝性脑病中的作用观察

实验分组	复方氯化铵/ 生理盐水用量 （mL/kg）	血氨值 （μmol/L）	血尿素氮值 （g/L）	呼吸频率 和幅度	角膜反射	痉挛出现 时间	家兔死亡 时间
假手术组							
对照组							
实验组							

【注意事项】

1. 各组间动物体重相差不能太大。

2. 心脏取血时注意：①注射器要干燥，防止溶血；②动作要迅速，以缩短针头在心脏内的停留时间，防止血液凝固；③针头在胸腔内不要左右摆动，以防损伤心肺；④取血后尽快测定，否则影响结果。

3. 游离肝时，动作要轻柔，以免肝叶破裂出血；结扎线应扎于肝叶根部，避免勒破肝。

4. 复方氯化铵溶液勿漏入腹腔。

【讨论】

1. 实验分组分别复制了什么模型？试分析氨中毒在肝性脑病发病机制中的作用。

2. 本实验中，如何减少实验动物的痛苦，提高实验的成功率？

3. 如何治疗由氨中毒导致的肝性脑病？本实验中若增加对肝性脑病的治疗，应如何设计？

【知识拓展】

血 氨

氨中毒学说至今仍是肝性脑病的主要发病机制之一，血氨仍是肝性脑病发生、发展的关键因素，也是临床治疗指南推荐的评估肝性脑病的一个重要指标。而且，动脉血氨升高几乎存在于所有的急性和慢加急性重症肝病患者中，可为患者提供额外的风险评估信息。此外，血氨检测的意义也超出了肝性脑病的范畴，它可为全身疾病状态和器官功能提供额外的风险评估信息。临床实践中血氨可很快检测到，而且与神经毒性关系密切，因此血氨与血气、血糖、乳酸和酮体一样，属于评估代谢的核心指标。空腹静脉血氨酶法测定血氨正常值为 18 ~ 72 μmol/L，动脉血氨含量为静脉血氨的 0.5 ~ 2.0 倍，空腹动脉血氨比较稳定可靠。

（王 茜 田昆仑）

数字课程学习

📝 自测题

第七章

泌尿系统实验

第一节 影响尿生成的因素

Section Ⅰ Factors affecting urinary formation

【课前思考】

1. 尿生成的过程分为哪几步？

2. 影响尿生成的因素有哪些？

【实验目的】

1. 学会膀胱插管术及尿量的测量、记录方法。

2. 观察神经和体液因素对尿生成的影响，并分析其机制。

【实验原理】

肾的主要功能是泌尿。尿的生成包括肾小球滤过、肾小管与集合管的重吸收及肾小管与集合管的分泌三个环节。

1. 肾小球滤过 血浆中除血细胞和绝大部分血浆蛋白以外的成分都从肾小球滤过到达肾小囊的囊腔，形成的滤过液称为超滤液，又叫原尿。肾小球的滤过作用大小是由有效滤过压决定的，有效滤过压 = 毛细血管压 −（血浆胶体渗透压 + 囊内压）。

2. 肾小管与集合管的重吸收 原尿进入肾小管后，在肾小管和集合管的重吸收作用下，水分、Na^+、K^+ 和葡萄糖等被不同程度地重吸收回血液中。肾小管和集合管的重吸收作用主要受管内渗透压和肾小管上皮细胞重吸收能力的共同调控，其中后者又受多种激素调节，如抗利尿激素、醛固酮等。

3. 肾小管与集合管的分泌 在重吸收的同时，某些血浆成分还会经肾小管和集合管的分泌活动进入小管液中，最终形成终尿排出体外。

凡是能影响上述三个环节的因素（如神经因素、体液因素、药物作用或物理因素等）都能影响终尿的生成。

【实验对象】

家兔。

【实验材料】

1. 实验器材 哺乳类动物手术器械 1 套（手术刀、组织剪、止血钳、眼科剪、动脉夹、眼科镊、气管插管、玻璃分针），兔手术台，动脉插管和膀胱插管，BL-420 生物信号采集与处理系统，压力换能器，刺激电极，记滴装置，铁架台，培养皿，酒精灯，离心机，水浴锅，分光光度计，显微镜，玻片，试管及试管架，注射器（1 mL、10 mL、

20 mL），静脉滴定管。

2. 实验试剂 生理盐水，25% 葡萄糖，1∶10 000 去甲肾上腺素，1% 肝素生理盐水，20% 氨基甲酸乙酯，1% 呋塞米（速尿），垂体后叶激素。

【实验内容】

1. 动物手术

（1）麻醉与保定：动物称重，沿耳缘静脉注射 20% 氨基甲酸乙酯（5 mL/kg），待动物麻醉后，将其仰卧保定于兔手术台上。剪去颈部、左腰背部和下腹部的毛。

（2）分离颈部的神经和血管，颈总动脉插管

1）沿颈正中线切开皮肤 8～10 cm，钝性分离皮下组织和肌肉，暴露气管。分离出右侧迷走神经和两侧颈总动脉，穿线备用。

2）旋转三通管的旋钮，向动脉插管内注入肝素，排尽动脉插管内的气泡并注满肝素液以抗凝，然后旋转三通管的旋钮关闭注入端。

3）结扎颈总动脉远心端，用动脉夹夹闭近心端，穿线打一活结备用，用眼科剪在颈总动脉前壁剪一倒 "V" 形斜口（剪口部位尽量靠近颈总动脉远心端结扎处）。将眼科镊的一端伸入动脉剪口处，掀开动脉切口，插入已准备好的动脉插管，扎紧活结，并将线固定在插管上。

（3）膀胱插管：于耻骨联合上缘向上沿正中线切开皮肤 4～8 cm，剪开腹壁（勿损伤腹腔脏器），找到膀胱，将膀胱移至腹外，此时在膀胱后壁两侧可看到输尿管及其入口。两手轻轻提起膀胱顶部（尖端处），在两手中间剪破膀胱壁（注意避开血管），把一根充满生理盐水的膀胱插管插入膀胱，使漏斗口正对双侧输尿管开口，结扎固定（图 7-1）。手术完毕后，用生理盐水纱布覆盖腹部创口。把连接记滴装置的输入线插到 BL-420 生物信号采集与处理系统前面板的记滴输入插口。

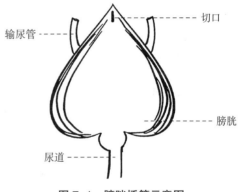

图 7-1 膀胱插管示意图

2. 调试 BL-420 生物信号采集与处理系统 选择"实验模块"菜单中的"泌尿系统"选项，在"泌尿系统"子菜单中选择"影响尿生成的因素"实验模块。启动信号采集，观察记录血压和尿滴信号。根据信号窗口中显示的波形，适当调节实验参数以获得最佳的实验效果。

3. 实验观察项目

（1）记录正常尿量及血压，以此作为对照。

（2）耳缘静脉缓慢输入 37℃生理盐水 20～50 mL，观察尿量及血压的变化。待血压及尿量恢复正常后进行下一步实验。

（3）耳缘静脉注射 1∶10 000 去甲肾上腺素 0.5 mL，观察尿量及血压的变化。待尿量恢复正常后进行下一步实验。

（4）耳缘静脉注射 25% 葡萄糖 5 mL，观察尿量及血压的变化。待尿量恢复正常后进

行下一步实验。

（5）耳缘静脉注射垂体后叶激素 2 U（1 mL），观察尿量及血压的变化。待尿量恢复正常后进行下一步实验。

（6）耳缘静脉注射 1% 呋塞米 1 mL/kg，5 min 后观察尿量及血压的变化。待尿量恢复正常后进行下一步实验。

（7）用中等强度及频率的电流间断刺激迷走神经外周端 20～30 s，观察尿量及血压的变化。

将上述实验结果记录于表 7-1 中。

表 7-1 不同因素对家兔尿量及血压的影响

项目	尿量（滴/min）	血压（mmHg）
正常		
37℃生理盐水 20～50 mL		
1∶10 000 去甲肾上腺素 0.5 mL		
25% 葡萄糖 5 mL		
垂体后叶激素 2 U（1 mL）		
1% 呋塞米 1 mL/kg		
刺激迷走神经外周端 20～30 s		

【注意事项】

1. 本实验需多次进行静脉注射，应特别注意保护耳缘静脉，第一次静脉穿刺从近耳尖部开始，后逐次移向耳根。

2. 腹部手术要在颈总动脉插管之前做，以免腹部手术引起动物挣扎，导致颈总动脉插管脱落或刺破动脉壁，引起动物大出血而死亡。

3. 每一项实验结束后均需待尿量恢复正常、尿滴均匀稳定才能开始下一项刺激或注入新的药物。

4. 手术操作应轻柔，避免出现损伤性尿闭。

【讨论】

1. 各实验因素影响尿生成的机制分别是什么？

2. 结合生活经验，比较并分析人体饮大量清水、生理盐水、糖水后尿量的变化特点及其机制。

【知识拓展】

糖尿病肾病

糖尿病是一组由多种病因引起的以慢性高血糖为特征的终身性代谢性疾病。长期血糖增高，将导致大血管、微血管受损并危及心、脑、肾、周围神经、眼、足等。据世界卫生组织统计，糖尿病并发症高达 100 多种，是目前已知并发症最多的一种疾病。糖尿病肾病是由糖尿病引起的肾疾病，属于糖尿病最常见的微血管并发症，已成为世界终末期肾病的第二位原因，仅次于肾小球肾炎，且易合并大血管事件。目前认为糖尿病肾病的发生与多种因素有关，在一定的遗传背景、危险因素共同作用下发病，可导致蛋白尿、水肿、高血压等，严重者可引起肾衰竭，危及生命。

（何夏萍　赵　贝）

第二节　急性肾缺血再灌注损伤

Section Ⅱ　Acute renal ischemic-reperfusion injury

【课前思考】

1. 什么是缺血再灌注损伤？
2. 缺血再灌注时自由基生成增多的机制是什么？

【实验目的】

1. 学会复制大鼠肾缺血再灌注损伤动物模型。
2. 掌握缺血再灌注过程中造成肾损伤的机制。

【实验原理】

缺血再灌注损伤器官（ischemic-reperfusion injury，IRI）是指恢复某些缺血组织器官的血液灌注及氧供反而会加重组织器官损伤的现象。缺血再灌注损伤可继发于许多病理过程，如心肌梗死、缺血性卒中、急性肾损伤等，也会出现在溶栓治疗、器官移植、断肢再植后血流恢复而引起的心、脑、肝、肾及多器官损伤。

肾是高血流灌注器官，是缺血再灌注损伤较为敏感的器官之一，良好的血液循环是肾组织排除代谢产物和获取养分的基础。临床上肾 IRI 导致的急性肾衰竭比较常见，如肾移植、严重烧伤、出血、腹泻等可导致血流量急剧下降，恢复血流后肾功能仍然无法恢复，甚至会加重损伤，该过程中会产生大量的活性氧（reactive oxygen species，ROS），其极易与各种细胞结构成分发生反应，引起细胞氧化损伤，进而导致肾结构破坏及功能障碍。

【实验对象】

大鼠。

【实验材料】

1. 实验器材　哺乳类动物手术器械（手术刀、组织剪、止血钳、眼科剪、动脉夹、眼科镊、气管插管、玻璃分针），大鼠饲养笼，鼠板，负压采血管，酶标仪，注射器。

2. 实验试剂　1% 戊巴比妥钠，生理盐水，肌酐（Cr）、尿素氮（BUN）测定试剂盒。

【实验内容】

1. 分组和建模　6 只 SD 大鼠随机分为 2 组：对照组和模型组，每组 3 只。采用切除大鼠右肾、夹闭左肾肾动脉 45 min，再灌注 24 h 的方法建立肾缺血再灌注损伤动物模型。实验动物均于术前禁食 12 h，自由饮水。各组动物以 0.6 mL/100 g 的剂量腹腔注射 1% 戊巴比妥钠，待其充分麻醉后，仰卧位保定于加热鼠板，备皮，消毒，沿腹白线逐层切开，游离右侧肾动脉并永久性结扎，切除右肾，钝性分离左侧肾动脉，将模型组大鼠的左侧肾动脉用无损伤动脉夹夹闭 45 min，对照组不进行夹闭，逐层缝合，关闭腹腔，消毒。术中应用 37℃生理盐水使大鼠腹腔保持充分湿润。

2. 取材及生化指标测定　24 h 后使用负压采血管于腹主动脉取血，室温下静置 30 min 后，3 500 r/min 离心 15 min，收集上层血浆，置于 –20℃备用。按照试剂盒说明书测定血浆肌酐（Cr）、尿素氮（BUN）的含量，记录于表 7–2 中。观察大鼠肾的变化（图 7–2）。

表 7–2　肾缺血再灌注损伤时血浆 Cr 和 BUN 含量的变化

组别	肾变化	Cr（μmol/L）	BUN（mg/L）
对照组			
模型组			

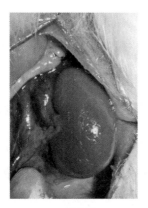 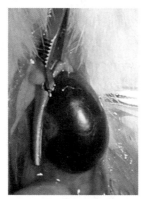 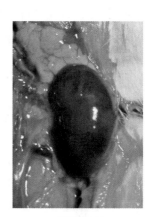

a. 正常肾　　　　　　　　b. 缺血肾　　　　　　　　c. 再灌注时肾

图 7–2　缺血 – 再灌注时大鼠肾的变化

【注意事项】

1. 实验动物均于术前禁食 12 h，自由饮水。

2. 术中应用 37℃生理盐水使大鼠腹腔保持充分湿润。

3. 取血时避免发生溶血。

【讨论】

1. 肾缺血再灌注后血浆肌酐、尿素氮的含量为什么改变？其可能机制是什么？

2. 对于肾缺血再灌注造成的损伤，试分析哪些药物可改善其损伤？

【知识拓展】

慢 性 肾 病

美国肾病基金会提出慢性肾病（chronic kidney disease，CKD）概念：无论何种原因，只要存在肾结构或功能异常，伴或不伴肾小球滤过率（GFR）< 60 mL/min，且持续时间≥3 个月。

CKD 是终末期肾病（ESRD）和心血管疾病的一个重要危险因素，是继获得性免疫缺陷综合征（AIDS）和糖尿病之后，增长最快的疾病，也是导致死亡的第三大慢性疾病，同时给家庭和社会带来巨大的经济负担，越来越受到重视。早期发现及有效控制导致 CKD 的危险因素有助于延缓病情发展，增进健康。

引起 CKD 的疾病包括各种原发或继发的肾小球肾炎、肾小管损伤和肾血管病变等。根据 GFR 可以将 CKD 分为 5 期（表 7-3），早期发现和早期干预可以显著减少 CKD 患者的并发症，明显提高生存率。CKD 的治疗包括原发病的治疗、各种危险因素的处理及延缓慢性肾衰竭的进展。当 CKD 患者进展至 5 期时，应及时进行肾替代治疗。

表 7-3　慢性肾病的分期

分期	描述	GFR $[$ mL/$($ min · 1.73 m^2 $)]$	说明
1	肾损伤指标（+），GFR 正常	> 90	GFR 无异常，重点诊治原发病
2	肾损伤指标（+），GFR 轻度降低	60 ~ 89	减慢 CKD 进展，降低心血管疾病风险
3	GFR 中度降低	30 ~ 59	减慢 CKD 进展，评估、治疗并发症
4	GFR 重度降低	15 ~ 29	综合治疗，治疗并发症
5	肾衰竭	< 15 或透析	透析前准备及透析治疗

（田新雁　秦　燕）

数字课程学习

✐ 自测题

第八章

人体机能实验概述

第一节　概　述
Section Ⅰ　Overview

一、人体机能实验的意义

机能学实验是医学生的必修课程，是医学生锻炼动手能力、培养科研思维、提高分析及解决问题能力的重要实践课程之一。机能学实验主要以动物为实验对象，开展基础性、综合性和创新性的实验内容，融知识、能力、素质培养为一体，实现医学生的培养目标。医学院校培养的医学生毕业后实践的对象是人，人体的机能状态与动物的机能状态存在一定差异，动物实验的结果往往不能直接应用于人体。基于此以人体作为实践对象，开展人体机能实验成为了机能学实验改革和发展的一个重要方向。实验过程中，学生作为健康志愿者参与实验全过程，不仅激发学生探究自身机体功能的兴趣，将理论与实践很好地结合，同时还能在实验过程中让学生亲身体验各种感觉和感受，把枯燥、抽象、冰冷的医学名词转换为一个个鲜明的、有温度的、触手可及的真实感受，极大地促进了医学教育中基础与临床的早期衔接、专业教育与人文教育的有机融合，有力践行了以学生为中心的教育理念。

二、人体机能实验的内容

人体机能实验是医学机能学实验的一个重要组成部分，其实验体验、实验结果来源于人体，极大地提升了学生探索机体功能的兴趣，增强了学生的体验感，促进了早临床，把基础理论和临床实践有机衔接起来。人体机能实验包括基础性实验、综合性实验和虚拟仿真实验。以人体机能基础性实验为主体，开展体表心电图描记，肺通气功能检测，呼吸、血压和心率测定，血型鉴定等实验，让学生掌握人体机能指标观察和测定的基本原理、基本知识和基本技能，从而对人体机能活动有一个全面的认识和了解。人体机能综合性实验是人体机能实验发展的必然趋势，通过外加干预措施，观察人体在不同影响因素作用下，器官系统功能变化的特点和规律，让学生运用基础知识进行分析和探讨，把知识学活，学以致用。人体机能虚拟仿真实验是人体机能实验的一个有益补充，虚拟仿真实验不再受实验对象、实验仪器、实验场地的限制，可以根据教学要求开展实验，此外，虚拟仿真实验还打破了时空界限，便于学生将课内和课外、线上和线下有机衔接，大大提升了学习的效率。这三种实验类型相得益彰，极大地丰富了人体机能实验的内容。

三、人体机能实验的基本要求

人体机能实验以人体作为实践对象实施实验操作和开展实验观察。为确保正常健康志愿者的权益和权利，保证人体机能实验的顺利开展及达到有效的教学目标，人体机能实验的开展应满足四大原则：安全性、科学性、伦理性及共识性。

（一）安全性

鉴于人体机能实验实践对象的特殊性和个性，开展人体机能实验必须把安全性放在首位。实验安全性包括正常健康志愿者的身心安全、实验设计安全、实验设备和器械安全。

1. 志愿者的身心安全　所开展的实验内容必须在保证正常健康志愿者人身安全和心理安全的前提下进行。不得进行可能存在机体劳损、伤害或有危险的操作，不得实施志愿者有心理抵触、心理不适的实验项目。全面评估正常健康志愿者的基本身体情况，在其知情、同意并完全了解实验对自己身体健康无影响后才能参与完成相应的实验项目。

2. 实验设计安全　人体机能实验的设计应该对所有正常健康志愿者而言是安全的。实验过程中给予人体的所有干预因素均应在正常人可以耐受的范围内进行，如刺激肌肉、神经的电刺激的强度、频率，负荷运动的上限值等。在人体上不得进行有创性的手术操作，不得注射药物观察人体机能的变化。实验观察指标的遴选应注意保护正常健康志愿者的个人隐私安全。

3. 实验设备和器械安全　人体机能实验应该使用具有国家权威机构安全认证的公司出品的实验设备和各种器械。使用设备和器械前应对设备和器械的完好性、安全性进行检查，防止意外漏电、设备错误运行等情况伤及正常健康志愿者。

（二）科学性

人体机能实验的设计、操作及实验结果的分析和运用都应遵循科学性的原则。所有实验的设计都应有科学依据，使用科学的手段，并且按照科研的方法进行分组、遴选观察指标和分析实验结果。

（三）伦理性

人体机能实验以正常健康志愿者（学生）作为受试对象，利用安全、先进的设备和科学的方法，测量和观察人体的机能指标，帮助学生以直观和贴近临床实际的方式把握人体机能学知识。因此，在实验过程中应实践和遵守医学伦理的原则和要求：第一，学生志愿者自愿参加实验，并得到尊重和鼓励；第二，应告知学生志愿者实验目的和原理、实验过程、所使用的仪器、注意事项，做到知情、自愿并同意；第三，尊重和保护学生志愿者的隐私，学生志愿者在实验过程中可以随时提出退出实验；第四，在实验过程中若发现学生志愿者本身存在身体异常或潜在疾病，应立即停止实验。

（四）共识性

人体机能实验尚处于不断探索和完善的过程中，在实验内容、实验手段、观察指标的选择、人为干预因素的设定方面应在学科内专家、学者之间达成共识。不盲干、不盲目创新，确保实验安全、有效地开展，确保实验教学质量。

（秦　燕　苏　娟　赵　贝）

第二节　人体机能实验常用仪器

Section Ⅱ　General laboratory apparatus for human body experiment

一、HPS-100 人体生理实验系统

（一）概述

人体生理实验是指以人体作为实验对象，在正常或无创伤实验条件下观察人体正常的生理指标变化，这些指标包括：脑电图（EEG）、心电图（ECG）、肌电图（EMG）、眼电图（EOG）、呼吸、血压、血氧及肌张力等。观察者和受试者可以从实验过程中学习并了解人体生理指标的生理学意义、正常值范围、测量原理与方法、影响因素等，达到理解和掌握人体生理学知识的目的。人体生理实验的引入可以促进医学教育中临床与基础教育的早期结合，让学生通过自身实验真正了解基础实验的意义及亲身体验临床诊断的感受。

（二）仪器工作原理

生物信号采集的基本原理是：首先将原始的生物机能信号，包括生物电信号和通过传感器引入的非生物电信号进行放大、滤波等处理，然后将处理后的信号采样转换为数字信号，再将数字化后的生物机能信号传输到计算机内部。专用的人体生理实验系统软件接收从生物信号放大、采集硬件传入的数字信号，然后进行显示、存储、分析等处理。通过该系统软件也可以控制数字信号采样过程、设置实验参数、发出对实验对象的刺激信号等。

（三）系统组成

HPS-100 人体生理实验系统主要包括 BL-420 生物信号采集与处理系统、HWS0601 无线人体生理信号采集系统、HPS-100 人体生理实验附件包和 HPS-100 人体生理实验系统软件（图 8-1）。HPS-100 人体生理实验系统包括多个人体生理实验模块，如神经兴奋

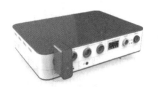
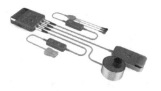

BL-420生物信号采集与处理系统　　　　HWS0601无线人体生理信号采集系统

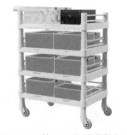
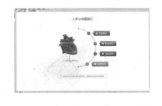

HPS-100人体生理实验附件包　　　　HPS-100人体生理实验系统软件

图 8-1　HPS-100 人体生理实验系统基本组成

传导、肌电、血压等实验。

1. BL-420 生物信号采集与处理系统 详见第一章第六节。

2. HWS0601 无线人体生理信号采集系统 配套于人体生理实验系统的仪器设备，主要用于记录血压、心电、呼吸、血氧等。由信号接收器、采集器主机、传感器构成。有在线和离线采集数据两种模式，在线采集需要与 BL-420 生物信号采集与处理系统配合完成，离线采集时数据存放在采集器主机内部，可以通过 USB 导出。

（1）信号接收器：主要与 BL-420 生物信号采集与处理系统的通道相连接（图 8-2）。接通电源后如果与采集器主机配对未成功，指示灯常亮；配对成功后，指示灯闪烁。在线采集模式下，信号接收器需要连接在 BL-420 生物信号采集与处理系统任意一个通道，后者与采集器主机完成配对后即可接收数据。离线采集模式下，则不需要信号接收器。

（2）采集器主机：具有 4 个通道，可以任意连接 HWS0601 无线人体生理信号采集系统中的各类传感器（图 8-3）。在线采集模式下，采集器主机开启时会自动完成与信号接收器的配对工作。采集器主机本身具备一个体位数据通道，可探测站立、倒立、仰卧、俯卧、左侧卧、右侧卧共 6 个体位。采集器主机有电源开关和模式切换按钮，长按模式切换按钮，切换在线和离线采集模式，切换成功时会有声音提示。

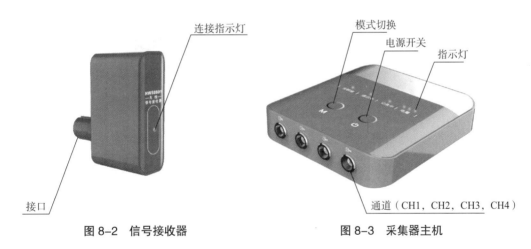

图 8-2 信号接收器　　　　　　　　图 8-3 采集器主机

（3）传感器

1）人体刺激器：由阻抗适配器和刺激电极构成，是人体生理实验专用的电流刺激器（图 8-4）。通过 BL-420 生物信号采集与处理系统发出的电流刺激信号，匹配人体阻抗后输出一个电流刺激，用于"刺激强度与人体肌肉反应关系"和"刺激频率与人体肌肉反应关系"等实验。

2）指力传感器：主要用于配套人体刺激器完成肌肉收缩类相关实验，监测刺激神经后引起肌肉收缩时手指动作的力度，精度为 0.01 kg。通过吸盘固定于实验桌面，减少手臂收缩产生的实验干扰（图 8-5）。

3）电子血压计：①接头，连接采集器主机；②袖带，测压袖带，在启动测量后，会自动加压；③开关，在佩戴好袖带后，通过此开关启动和停止血压测量（图 8-6）。

4）呼吸流量传感器：采集人体呼吸气流信号，输入至采集器主机（图 8-7）。

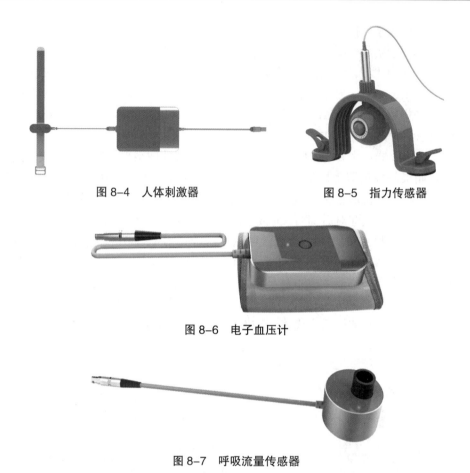

图 8-4　人体刺激器　　　　　图 8-5　指力传感器

图 8-6　电子血压计

图 8-7　呼吸流量传感器

5）心电输入线：一体式导联线，通过贴片电极采集人体全导联心电中任意一个导联信号（图 8-8）。

6）血氧传感器：采用光频数字转换技术，记录受试者血氧饱和度（图 8-9）。

3. HPS-100 人体生理实验附件包　　按照人体生理学系统分类，有多种实验器材与传感器，见表 8-1。

4. HPS-100 人体生理实验系统软件

（1）软件界面

1）主界面：软件主界面主要由"工具栏"和"主工作区"构成（图 8-10）。在工具

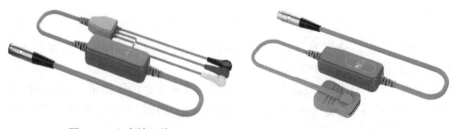

图 8-8　心电输入线　　　　　图 8-9　血氧传感器

表 8-1　HPS-100 人体生理实验附件包

分类	附件名称	
神经肌肉	1. 指力传感器	6. 信号输入线
	2. 人体刺激器	7. 软尺
	3. 刺激电极	8. 锂电池
	4. 肌电肢夹	9. 电池充电器
	5. 握力传感器	10. 一次性电极
呼吸系统	1. 呼吸流量传感器	9. 气道阻塞模拟器
	2. 呼吸面罩	10. 围带式呼吸换
	3. 面罩固定带	能器
	4. 一次性吹嘴	11. 指脉换能器
	5. 气体过滤器	12. 密封袋
	6. 鼻夹	13. 无效腔管
	7. 鼻夹垫	14. 转换头
	8. 胸腹绑带	15. 血氧传感器
循环系统	1. 人体血压换能器	7. 信号输入线
	2. 听诊器	8. 全导联心电线
	3. 心音换能器	9. 心电肢夹 ×4
	4. 指脉换能器	10. 吸球电极 ×6
	5. 脚踏开关	11. 心电输入线
	6. 电子血压计	12. 一次性电极
中枢神经/感官系统	1. 脑电帽	6. 指脉换能器
	2. 信号输入线	7. 一次性电极
	3. 肌腱锤	8. 手电筒
	4. 位移换能器	9. 软尺
	5. 事件开关	
无线采集	1. 无线信号采集器	3. 充电器
	2. 无线信号接收器	4. 数据线

栏上有丰富的功能按钮，如"打开文件""添加标签""信号选择""采样控制"按钮等。主界面的正中间是主工作区，用于数据波形的绘制、实验标签和刺激标记的显示，还可以对波形在水平和竖直方向上进行调节。主工作区的右侧是硬件参数调节、仪器连接状态展示视图停靠区，左侧是实验数据列表停靠区，下方是刺激器和数据测量结果视图停靠区，通过单击这些视图缩略图可以展开对应的软件界面。

　　2）首页：在 HPS-100 人体生理实验系统软件中，集成了不少于 20 个人体机能实验项目（实验模块），这些实验模块按人体器官系统分为循环系统实验、呼吸系统实验、中枢神经系统实验等 10 类。进入软件后，其首页将展示这些实验模块的分类（图 8-11）。不同的分类下面有不同数量的实验模块，具体的实验模块涵盖实验概述、实验项目、实验测验、实验拓展 4 个部分的电子多媒体内容，同时还设置了正确的采样通道、采样率、量程、滤波等实验参数，使用者在学习完实验相关知识后可以直接开始实验。

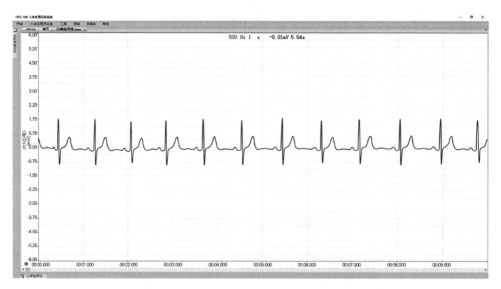

图 8-10　HPS-100 人体生理实验系统软件主界面

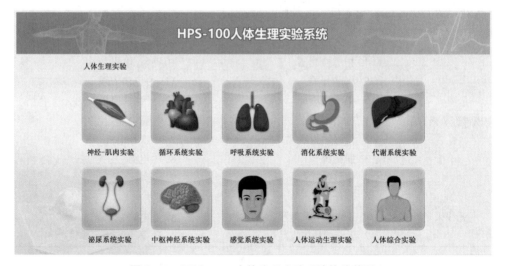

图 8-11　HPS-100 人体生理实验系统软件首页

3）实验模块：具体的实验模块界面主要包括实验概述、实验项目、实验测验和实验拓展（图 8-12）。实验概述包括实验原理和实验目的；实验项目包含器材与药品、实验准备和观察项目，详细描述了整个实验的完整步骤，也是本教材中讲解实验过程的主要内容；实验测验是对该实验相关知识的考核；实验拓展是对该实验相关知识的扩展，包括发展历史、原理拓展、临床应用和参考文献。

4）受试者基本信息：该部分内容对于人体生理实验有重要意义。部分人体生理指标可以根据个人的体重、身高等数据计算出理论值，与实验获取的数据具有对比意义。可以在进入"实验模块"界面前录入受试者基本信息（图 8-13），也可以在个人信息窗口中录入（图 8-14）。

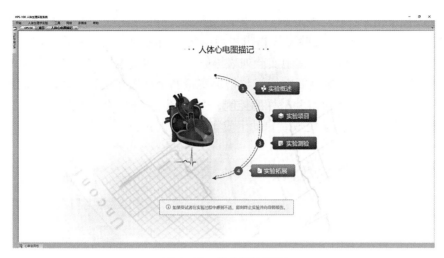

图 8-12 实验模块界面

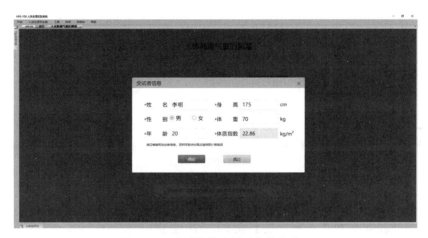

图 8-13 实验模块中受试者信息窗口

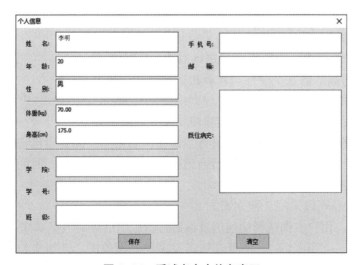

图 8-14 受试者个人信息窗口

5）实验操作指南：在"实验项目"界面中单击"开始实验"按钮，软件将进入实验操作指南界面（图 8-15）。实验操作指南界面由实验列表导航区、实验操作步骤展示区和实验控制区 3 个部分组成。其中实验列表导航区可以切换本次实验的全部实验观察项目，实验操作步骤展示区通过图文或视频指导实验的全部操作过程，实验控制区中"开始/暂停""停止"按钮是对实验采样的控制，"上一步""下一步"是对观察步骤的导航控制，"编辑报告"是在实验完成后自动生成实验报告的按钮。

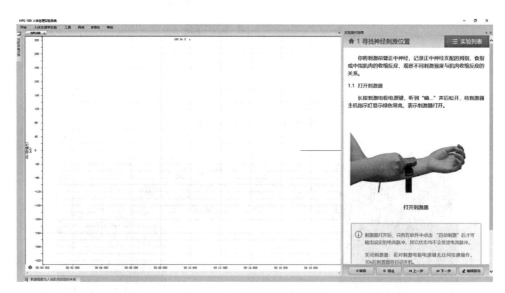

图 8-15　实验操作指南界面

（2）软件功能

1）设备连接状态判断：在成功启动 BL-420 生物信号采集与处理系统硬件后，通过 USB 连接线将其与计算机连接。双击计算机屏幕上的"HPS-100 人体生理实验系统"图标启动软件。如果 BL-420 生物信号采集与处理系统硬件与计算机之间通信成功，软件将直接进入首页，否则将看到图 8-16 所示的提示信息。硬件与计算机连接成功，是开始实验的前提条件。

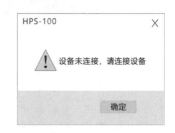

图 8-16　硬件设备未连接

2）采样参数设置：如果用户从实验模块中开始数据采样，此时实验采样参数已经在软件中进行了设置。如果用户需要自己选择通道进行数据采样，可以打开"信号选择"窗口进行通道选择及采样率、量程、时间常数、低通滤波等参数设置（图 8-17）。

3）开始实验：可以采用 3 种方式。

a. 信号选择：用户根据选择的通道及参数进行生物信号的数据采样（图 8-17）。

b. 实验模块→"开始实验"：可以从实验模块界面单击"开始实验"按钮，直接进行数据采样（图 8-18）。

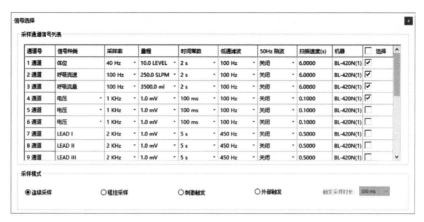

图 8-17 信号选择窗口

c.快速启动窗口→"开始"：用户可以直接单击快速启动窗口中的开始按钮，启动数据采样（图 8-19）。

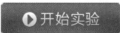

图 8-18 实验模块"开始实验"按钮 图 8-19 快速启动窗口开始按钮

4）波形调节：启动实验后，可以通过硬件参数调节窗口对波形进行"量程""时间常数""低通滤波"和"50 Hz 陷波"参数调节。鼠标放在参数调节旋钮圆盘上，单击鼠标左键参数变小，单击鼠标右键则反之。也可以将鼠标放置在"时间坐标轴"或"数据纵轴"上，通过滚动鼠标滚轮的方式对波形进行水平和竖直方向上的压缩、拉伸调节（图 8-20）。

5）实验标签：添加实验标签是指在实验数据记录过程中，对某一实验事件进行标记。软件提供 3 种添加实验标签的方法，分别是从实验操作指南视图添加、从实验波形工作区添加和从工具栏功能区添加。

实验操作指南视图添加：打开实验操作指南视图中的"实验标签"框，从中选择相应的标签，如"单收缩"或"不完全强直收缩"，然后单击"添加"按钮，将鼠标移动到目标波形处，单击左键，完成添加（图 8-21）。

实验波形工作区添加：在实验波形工作区单击鼠标右键，移动鼠标到"实验标签"选项，鼠标左键单击"添加"，在弹出的窗口界面中，输入相应的实验标签，如"单收缩"，然后鼠标左键单击"确定"按钮，完成实验标签的添加（图 8-22）。

工具栏功能区添加：选择功能区"开始"→"添加标签"，选择"刺激频率与人体肌肉反应的关系"标签分组，在实验标签框中选择或输入"单收缩"标签，然后单击"添加标签"按钮，将鼠标移动到目标波形处，单击左键，完成添加（图 8-23）。

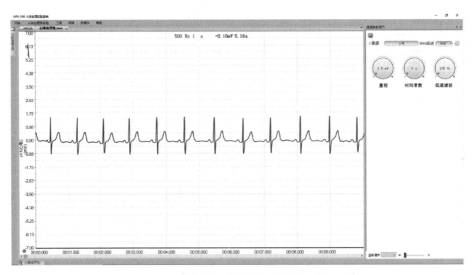

图 8-20 波形调节窗口

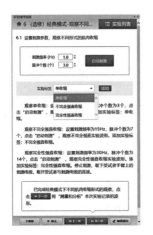

（a）从"实验标签"框中选择"单收缩"标签

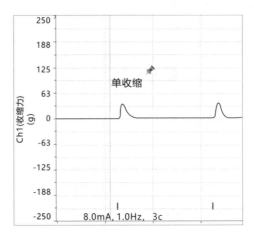

（b）移动鼠标到单收缩波形处单击左键添加

图 8-21 实验操作指南视图添加实验标签

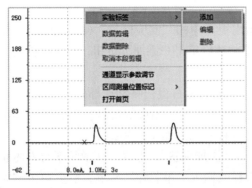

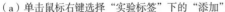

（a）单击鼠标右键选择"实验标签"下的"添加"

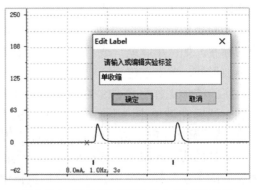

（b）输入"单收缩"标签后单击"确定"添加

图 8-22 实验波形工作区添加实验标签

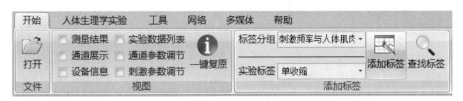

图 8-23　工具栏功能区添加实验标签

6）刺激器设置：刺激器参数的设置需要用户正确连接上人体神经肌肉刺激适配器，详见 HPS-100 人体生理实验附件包介绍。软件默认只提供电流刺激，且电流范围为 0.4～20 mA。在实验操作指南视图中有部分刺激器参数的设置，单击"启动刺激"后将直接启动刺激（图 8-24）。

用户也可以通过刺激参数调节窗口进行详细的参数设置，包括刺激强度、刺激频率、脉冲个数，甚至能进行刺激脉宽或程控刺激等高级设置，然后单击"启动刺激"（图 8-25）。

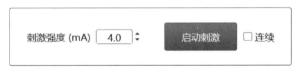

图 8-24　刺激参数设置

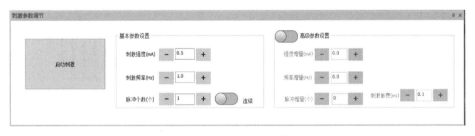

图 8-25　刺激参数调节窗口

7）实时数据分析：在波形区单击鼠标右键，将出现数据处理菜单，单击"分析"菜单项，选择需要完成的分析功能。例如，选中"频谱分析"功能，波形区将自动扩展出一个分析通道来展示处理后的数据（图 8-26）。软件具备微分、积分、频谱、心率曲线、频率直方图、序列密度直方图等多种分析功能。

8）双视功能：在人体实验实时数据记录过程中，双视图打开有利于前后波形进行对比。双视图中右视用于显示当前实时记录波形，左视用于显示历史波形数据。实验需要在左视中选择目标波形以进行测量，并对测量结果进行分析，因此测量前需先打开左视。

打开双视的方法：将鼠标移动到左右视分隔条上，当鼠标变为标有左右箭头的双竖线时，按住鼠标左键向右拖动至中央位置松开，双视打开（图 8-27）。

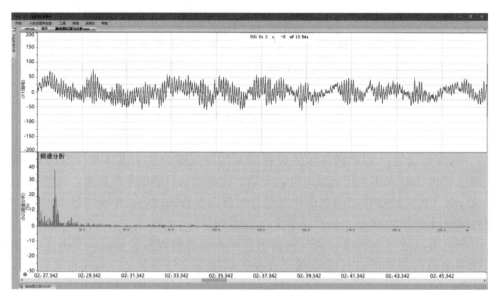

图 8-26　实时数据分析

左右视分隔条

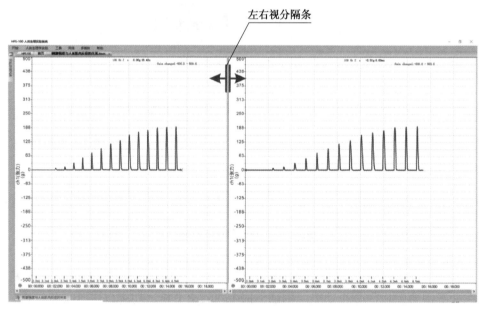

图 8-27　双视图

9）数据保存：实验结束时，单击"停止"按钮或"快速启动"中的停止图标，系统将会提示使用者是否确认停止实验。确定实验停止后，软件系统将弹出保存数据文件目录的窗口，默认保存路径为软件安装目录下的"UserFolder"文件夹，文件的默认命名为"年 - 月 - 日_Non.tmen"。用户可根据需求自行更改文件名及保存路径，单击"保存"即可完成数据保存操作，也可以选择放弃本次数据的保存（图 8-28）。

10）数据的反演：实验数据保存之后，单击"开始"工具栏中的"打开"按钮或在

"实验数据列表"直接双击数据文件，即可进入数据反演（图 8-29）。此时单击"开始"按钮，软件系统将播放保存后的数据文件。

11）数据的测量：软件可以通过专用测量和实验数据截取测量两种方式进行数据测量。其中专用测量包含区间测量、幅度测量、心功能分析测量、肺功能分析测量等。测量时在软件界面下方的"测量"视图停靠区中选择对应的功能，然后在波形工作区选择一段数据，软件将自动完成测量项目的数据计算并填入表格（图 8-30）。

实验数据截取测量是指在实验过程中，用户先选择一段理想的数据波形，通过"截图"保存到"波形测量区"，然后用户根据"数据测量结果表格"中的项目手动选择该段数据波形中对应的位置进行测量，结果将会自动填入表格。"数据测量结果表格"中的测量项目根据不同的实验模块或通道信号类型软件自动加入（图 8-31）。

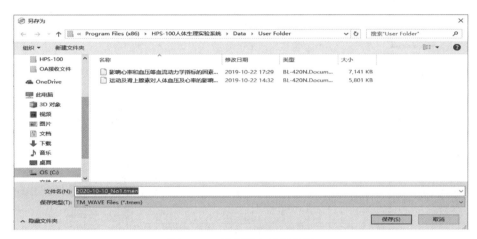

图 8-28　数据保存路径选择

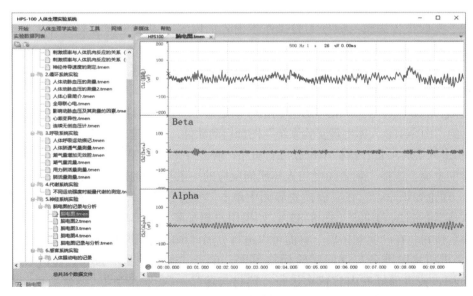

图 8-29　数据反演

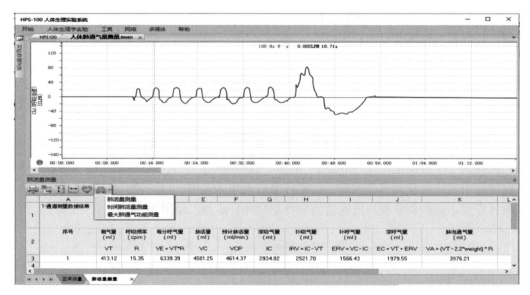

图 8-30　专用测量

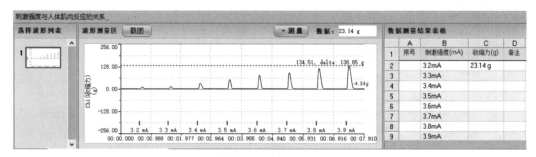

图 8-31　实验数据截取测量

12）实验报告编辑：根据实验操作指南界面内容完成了全部实验步骤之后，单击"编辑报告"按钮，可以完成相关实验的报告编写。

（3）软件操作：下面以"刺激强度与人体肌肉反应的关系"实验为例，说明开展人体生理实验项目的过程。

1）启动软硬件：打开 BL-420 生物信号采集与处理系统硬件的电源开关，双击计算机屏幕上的"HPS-100 人体生理实验系统"图标启动软件，直接进入软件首页。

2）进入实验项目：鼠标单击软件首页中"神经－肌肉实验"图标，进入"神经－肌肉实验"页面，选择"刺激强度与人体肌肉反应的关系"实验模块（图 8-32）。

3）理论知识学习：在实验模块界面中单击"实验概述"，进入"实验概述"页面学习本次实验的目的和原理（图 8-33）。如果用户想了解更多实验相关知识，可单击"实验拓展"按钮，在"实验拓展"页面可以进行更加详细的实验原理学习。

4）进行实验准备：返回实验模块界面，单击"实验项目"按钮，进入实验准备描述页面，按页面导航内容依次进行"器材与药品""实验准备""观察项目"的学习（图 8-34）。在该阶段了解并认识实验所需的器材与药品，按照图文提示完成 BL-420 生

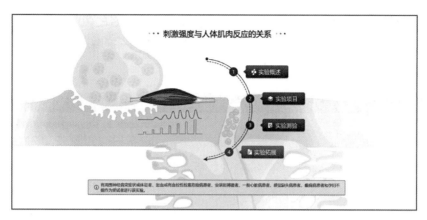

图 8-32 实验模块界面

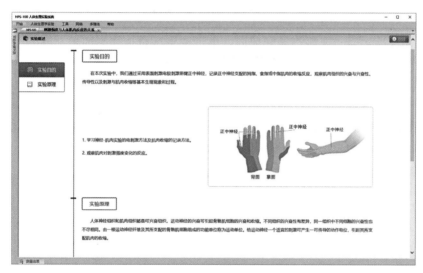

图 8-33 实验概述页面

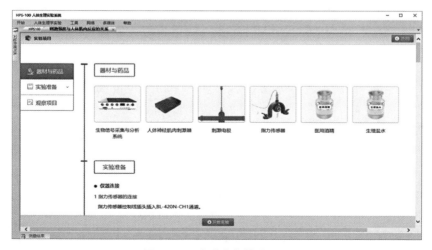

图 8-34 实验准备描述页面

物信号采集与处理系统硬件和传感器的连接、传感器在受试者的佩戴等操作。

5）实验观察项目：学习实验中需要观察的项目，为后续的实验操作和数据记录打下基础（图8-35）。

观察项目	实验说明		
1 刺激强度与人体肌肉反应的关系	记录手指肌肉的收缩反应，观察不同刺激强度与肌肉收缩的关系		
	实验步骤	1 寻找神经刺激位置	
		2 调节指力传感器	
		3 观察阈强度	
		4 观察最大刺激强度	
		5 测量和分析	

图 8-35 实验观察项目

6）开始实验记录：实验准备完成后，单击实验准备描述页面最下方的"开始实验"按钮，进入实验记录页面，按照"实验操作指南"视图中的步骤记录人体生理实验信号（图8-36）。

7）实验步骤导航："开始实验"后，软件将进行数据采集工作，软件界面也将发生调整，"实验操作指南"视图将显示在软件界面的右侧。此时，用户根据"实验操作指南"视图中的步骤进行操作，如启动刺激、添加标签等，即可完成实验。每一个步骤可以通过下方的"上一步""下一步"进行跳转（图8-37）。

8）实验列表切换：开始实验后，多个实验步骤及观察项目之间可以进行切换，以便跳转到需要观察的项目进行相应的实验操作。软件提供两种切换方式，既可以直接从"实验操作指南"视图下方进行切换，也可以单击"实验列表"进行切换（图8-38）。

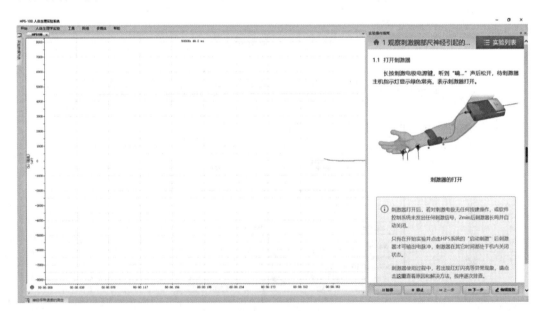

图 8-36 实验操作指南界面

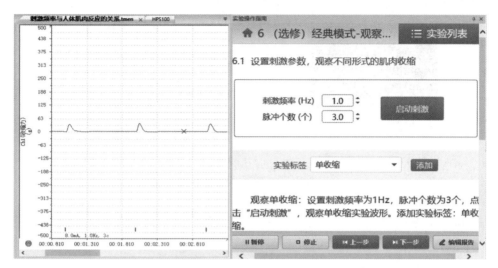

图 8-37　实验项目记录界面

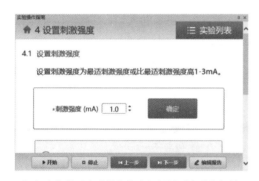

（a）直接从"实验操作指南"视图下方进行切换

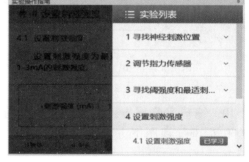

（b）单击"实验列表"进行切换

图 8-38　实验步骤与观察项目的切换

9）数据处理与分析：完成实验后的重要工作是对实验数据进行处理和分析。数据处理包括有意义波形的截取和测量，数据分析则是对所有测量数据的统计。

波形截取：在"波形测量区"视图中单击"截图"按钮，然后选择目标波形段。选择方法：在选择区域的左上角按下鼠标左键，按住鼠标左键不放，向右下方移动鼠标，选定右下角之后，选定区域以反色显示，表示目标波形段选取成功，松开鼠标左键完成目标波形段的截取。截取的波形段自动进入"选择波形列表"和"波形测量区"视图（图 8-39）。

波形测量：以测量"收缩力"为例，在"数据测量结果表格"视图中，鼠标左键单击"收缩力"单元格，移动鼠标到"波形测量区"视图目标波形段处，单击鼠标左键选择起点位置和终点位置，测得的"收缩力"值自动填入单元格。鼠标左键单击单元格中数据，可以在"波形测量区"视图显示已测得数据的波段（图 8-40）。

数据统计：对多个波形测量的结果被放置到数据表格中，用户可以利用这些数据做统计图表，如柱状图、折线图等，以更好地分析数据。

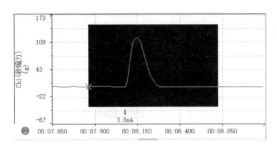

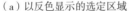

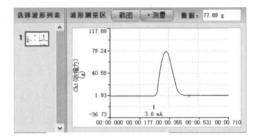

（a）以反色显示的选定区域　　　　　　　（b）截取波形显示在"选择波形列表"和"波形测量区"

图 8-39　截取波形的方法

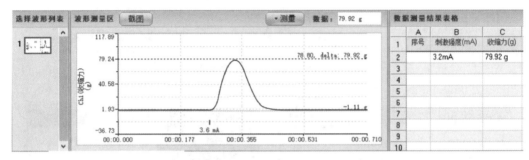

图 8-40　测量波形的方法

10）编辑实验报告：完成实验数据分析后，在"实验操作指南"视图下方单击"编辑报告"，可以在软件中直接编辑实验报告，编辑后的实验报告可以直接打印（图 8-41）。

11）停止实验：是指停止整个实验。鼠标左键单击"实验操作指南"视图下方的"停止"按钮，就可以完成实验的停止操作，并使软件界面回到 HPS-100 人体生理实验系统软件的"启动界面"。

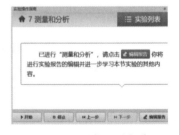

图 8-41　编辑实验报告

12）数据保存：参见（2）软件功能第 9 条和图 8-28。

二、心电图机

心电图机是将心脏产生的微弱心电电流（mV 级）采集放大并记录打印为心电图（ECG）的仪器装置，是心脏病诊断和治疗中最常用、最简便的检查设备。

（一）心电图机的主要结构和原理

心电图机主要包括主机和导联线附件，其型号种类较多，但主机主要包括五大部分：输入、放大、记录、走纸及电源。其工作原理是通过电极将人体微弱电信号提取后输入主机调整并放大处理，记录心脏搏动产生的实时电信号变化并打印，从而将心脏电活动转换为直观的波形图像，即心电图。

（二）心电图机的导联组合

1. 心电图机的导联　心电图机一般有 12 种导联，即标准肢体导联Ⅰ、Ⅱ、Ⅲ，加压单极肢体导联 aVR、aVL、aVF，单极胸导联 $C_1 \sim C_6$ 或 $V_1 \sim V_6$。心电图机的导联电极必须对应安放。

2. 导联组合原理　心电图机相当于一个电流计，须构成检测回路才有电流通过。心电图的记录方法属于细胞外记录法，它测出的是已兴奋部位与未兴奋部位两点之间的电位差。

（1）标准肢体导联：Ⅰ、Ⅱ、Ⅲ为标准双极肢体导联，测量两肢体间的电位差作为所获取的体表心电。Ⅰ导联检测左、右手间电位差，Ⅱ导联检测右腿、右手间电位差，Ⅲ导联检测左腿、左手间电位差。

（2）单极胸导联：左手、右手、左腿各串联 5 kΩ 电阻再连接到一点，称为零值电位中心端点（威尔逊中心端）。将参考电极安放在威尔逊中心端，将探查电极安放在靠近心脏的胸壁上（如 $C_1 \sim C_6$ 或 $V_1 \sim V_6$），分别反映电极所在部位电位的变化，即为心脏局部电位的变化，亦即右心室壁外和左心室壁外的电压变化。

（3）加压单极肢体导联：在描记某一肢体的单极导联的心电图时，将探查电极安放在左手、右手或左腿，将参考电极接到威尔逊中心端，即为加压单极肢体导联。

（三）心电图机的使用方法

1. 检查前准备　安装心电图纸，打开电源开关，准备好酒精棉球、组织钳或无齿镊，整齐导联线；核对受检者信息并嘱咐受检者取下金属物品，确保接地良好；指示受检者平卧在治疗床上，暴露检查部位，用酒精棉球涂擦安放电极的皮肤范围，安放肢体导联和胸导联电极。

2. 检查过程　检查心电图机和电极的连接情况，确认仪器和受检者都处于正常状态，并请受检者全身放松，平稳呼吸，不要说话，不要移动肢体，方可按下打印键开始采集心电波形。

3. 结束操作　操作完毕后将各导联电极取下。

（四）心电图机常见故障及排除

1. 交流干扰　应检查接地、导联及电极连接情况，受检者身上是否戴有金属类的首饰，附近是否有大功率设备在工作。

2. 肌电干扰　检查房间是否舒适、患者身体是否紧张、床位是否狭小、打印过程中是否与患者有交流、四肢上电极夹是否过紧。

3. 基线漂移　检查电极及各导联情况、患者是否有肢体移动或呼吸不均匀情况、是否将已使用过的旧电极与新电极混用。

三、视野计

弧形视野计是一种检查人眼视野范围的仪器，由弧架、手柄、底座及各种视标组成（图 8-42）。视野计可以测知视野的缺损和缩小，也可用于测定斜视度数，是眼科及神经科不可缺少的辅助

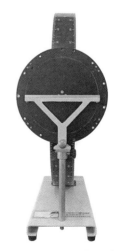

图 8-42　弧形视野计

诊断仪器。视野计的具体使用方法详见第九章第四节。

（钮荣祥　黄　武　胡亚荣）

数字课程学习

✍ 自测题

第九章

人体机能实验

第一节　人体神经兴奋传导与肌肉收缩

Section　I　Conduction of excitatory potential and related muscle contraction in human body

【课前思考】

1. 什么是阈刺激、阈上刺激和最适刺激？
2. 什么是等张收缩？什么是等长收缩？
3. 神经肌肉接头处的兴奋是如何传递的？

一、刺激强度与人体肌肉反应的关系

【实验目的】

1. 学习神经－肌肉实验的电刺激方法及肌肉收缩的记录方法。
2. 观察肌肉对刺激强度变化的反应。

【实验原理】

给予运动神经一个适宜的刺激，可使神经兴奋，并将兴奋传递到肌细胞膜上，在肌细胞膜上引发向肌内膜深处扩布的动作电位，引起其所支配肌肉的收缩。在本次实验中，采用表面刺激电极刺激前臂正中神经，同时记录正中神经支配的拇指、示指或中指肌肉的收缩反应，观察肌肉组织的兴奋、兴奋性、传导性，以及刺激强度与肌肉收缩反应的关系等基本生理现象和过程。

在保持一定刺激时间（即脉冲宽度）的情况下，如施加的刺激强度过小，将不引起肌肉收缩反应；当刺激强度增加到某一临界值时，可引起少数兴奋性较高的神经纤维兴奋，从而引起它们所支配的骨骼肌细胞的微小收缩，此临界刺激强度即为阈强度（threshold intensity），相当于阈强度的刺激称为阈刺激（threshold stimulus）；如刺激强度继续增大，将有更多的运动单位兴奋，肌肉的收缩幅度或张力将不断增加，此时的刺激均称阈上刺激；但当刺激强度增大到另一临界值时，肌肉中所有的运动单位都被兴奋，肌肉收缩的幅度或张力将达到最大；此后，继续增大刺激强度，骨骼肌收缩的幅度或张力将不会继续增大。一般把引起神经或肌肉出现最大反应的最小刺激强度称为最适刺激强度，该刺激即为最适刺激（optimal stimulus）（图9-1）。

【实验对象】

健康志愿者。

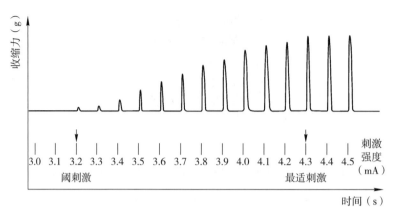

图 9-1　刺激强度与人体肌肉反应的关系示意图

【实验材料】

1. 实验器材　BL-420 生物信号采集与处理系统，人体神经肌肉刺激器，刺激电极，指力传感器，棉签。

2. 实验试剂　医用酒精，生理盐水（或导电膏）。

【实验内容】

1. 设备连接　参见图 9-2。

（1）连接指力传感器：将指力传感器接入 BL-420 生物信号采集与处理系统硬件 CH1 通道。

（2）连接隔离刺激器：将隔离刺激器接入 BL-420 生物信号采集与处理系统硬件刺激输出口。

（3）连接刺激输出电极：将刺激输出电极接入隔离刺激器。

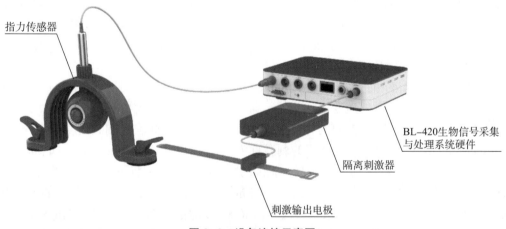

图 9-2　设备连接示意图

2. 受试者准备

（1）基本准备：受试者取下所佩戴的手表、戒指、手链、手镯等金属物品，手臂自然放在桌面上，身心放松，安静坐好。

（2）皮肤处理：受试者手心朝上，用棉签蘸取少量医用酒精擦拭前臂皮肤。目的是擦掉皮肤上的油脂、污物及皮肤碎屑，减小基线漂移，以免阻抗太大影响波形记录。

（3）刺激电极处理和安放：首先用棉签蘸取少量生理盐水，涂抹于刺激电极片上，随后让受试者用另一只手拿稳电极，电极正极朝向近心端，负极朝向远心端，

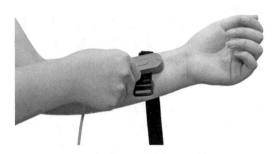

图9-3　刺激电极的安放位置

将刺激电极沿前臂长轴方向置于距离腕横纹不超过 6 cm 的正中神经体表投影部位（图9-3）。

3. 开始实验　前面工作准备好之后，正式开始实验。

（1）开启刺激电极：长按刺激电极电源键，听到"嘀"声后松开，刺激器主机指示灯显示绿色常亮，表示刺激器打开。

（2）开启计算机软件：打开 HPS-100 人体生理实验系统软件，点击"神经 – 肌肉实验"，选择"刺激强度与人体肌肉反应的关系"。

（3）寻找最佳正中神经刺激位置：设置刺激强度为 4 mA，单击"启动刺激"按钮，然后观察受试者手指收缩反应，并询问受试者感受。若手指未出现收缩反应，微微移动刺激电极安放位置或增加刺激强度到 6 ~ 8 mA，单击"启动刺激"按钮。当观察到手指出现明显的收缩反应，且受试者未有不适感或不适感较低时，表明此时刺激电极安放部位为最佳正中神经刺激位置。固定刺激电极片正负极位置不发生位移，并扣紧刺激电极绑带。

4. 使用指力传感器记录指力

（1）固定指力传感器：将指力传感器紧紧吸附在光滑的实验桌面上。

（2）记录指力：受试者测试手掌穿过指力传感器，手心朝上，另一只手拧松支架顶端旋钮，调节传感器感应片高度，测试手握球左右旋转，调节传感器感应片朝向，随后即可开始记录指力（图9-4）。

5. 观察项目

（1）确定阈强度：①寻找出现第一个反应的波形。设置刺激强度为 1 mA，强度增量

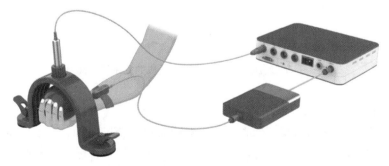

图9-4　指力传感器与手掌、手指的相对位置示意图

为 1 mA，鼠标左键单击"启动刺激"按钮，观察实验波形，直到波形上出现第一个肌肉收缩反应的波形。②确定阈强度。在①中出现第一个肌肉收缩波形对应的刺激强度基础上降低刺激强度 1 mA 以回到阈下刺激，然后减小刺激强度增量为 0.2 ~ 0.5 mA，设置完成后鼠标左键重复单击"启动刺激"按钮，直到观察到波形上刚好出现第一个微弱的肌肉收缩反应波形，然后继续单击"启动刺激"按钮两次并观察反应是否有增加，若有，则在第一个刚好出现肌肉收缩反应的波形旁添加"阈强度"标签。

（2）观察刺激强度变化引起的肌肉收缩改变：在阈强度的基础上降低刺激强度 1 mA并将刺激强度增量设置为 0.2 ~ 0.5 mA。重复单击"启动刺激"按钮，观察实验波形的变化。随着刺激强度的增加，肌肉收缩的波形幅度不断增大，当记录到至少 3 个收缩力不再随刺激强度增加而增大的波形时，表明肌肉达到最大收缩。停止刺激，取下受试者手臂上的刺激电极，断开受试者与刺激电极的连接。在引起肌肉发生最大收缩的最小临界刺激强度对应的实验波形旁添加"最适刺激强度"标签。

（3）测量和分析

1）打开双视。

2）截取波形：先在"波形测量区"视图中单击"截图"按钮，然后在左视中选择目标波形段（应包含阈下刺激、阈刺激、最适刺激和至少 3 个超过最适刺激强度的刺激所对应的波形），截取的波形段自动进入"选择波形列表"和"波形测量区"视图。

3）波形测量：在"数据测量结果表格"视图中单击"收缩力"单元格，移动鼠标到"波形测量区"视图，单击鼠标左键选择每个反应开始收缩和达到最大收缩的点，进行测量，测量结果自动记录在"数据测量结果表格"视图对应的单元格中。

4）结果分析：当表格中显示所有刺激强度和收缩力数据时，单击"统计"按钮，统计区将图示刺激强度与人体肌肉反应的关系（图 9-5）。

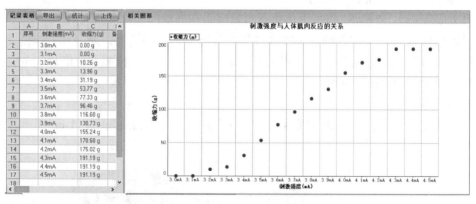

图 9-5　刺激强度与人体肌肉反应的关系示意图

【注意事项】

1. 有周围神经病变症状或体征者、有出血或血栓栓塞风险者、安装起搏器者、一般心脏病患者、感觉缺失患者、癫痫患者、孕妇不能作为受试者进行该实验。肥胖者不建议作为受试者进行该实验。

2. 刺激电极安放时，应对电极施加中等程度的压力，使电极和皮肤表面接触良好。

3. 电刺激会使人产生一定的疼痛感，因此在实验过程中，一方面应预先告知受试者以增强其心理准备，另一方面应逐渐增大刺激强度，使受试者有一定的适应过程。

二、刺激频率与人体肌肉反应的关系

【实验目的】

1. 学习神经 - 肌肉实验的电刺激方法及肌肉收缩的记录方法。

2. 观察肌肉收缩的形式及刺激频率改变对肌肉收缩的影响。

【实验原理】

给予运动神经一个适宜的刺激，可使神经兴奋，并将兴奋传递到肌细胞膜上，在肌细胞膜上引发向肌内膜深处扩布的动作电位，引起其所支配肌肉的收缩。

保持刺激的持续时间（即脉冲宽度）不变，当给予肌肉一个有效的单刺激时，肌肉发生一次收缩反应，称为单收缩（single witch）。骨骼肌单收缩的总时程包括潜伏期、收缩期和舒张期。若给予神经一定频率的连续刺激，使相邻两次刺激的时间间隔小于该肌肉收缩的总时程，则可出现收缩总和，这种收缩形式称复合收缩。若相邻两次刺激的时间间隔短于该肌肉收缩总时程，而长于肌肉收缩的潜伏期和收缩期时程，致后一刺激落在前一刺激引起的肌肉收缩的舒张期内，则肌肉尚未完全舒张又可产生新的收缩，这种收缩形式称为不完全强直收缩（incomplete tetanus），其收缩的幅度高于单收缩的幅度；若相邻两次刺激的时间间隔短于肌肉收缩的潜伏期和收缩期时程，致后一刺激落在前一刺激引起的肌肉收缩的收缩期内，则肌肉收缩尚未结束就又开始新的收缩，这种收缩形式称为完全强直收缩（complete tetanus），其收缩的幅度高于不完全强直收缩的幅度。引起完全强直收缩所需的最低刺激频率称为临界融合频率。收缩可以融合，但兴奋不可以融合，是一串各自分离的动作电位。临界融合频率与单收缩的收缩总时程呈反比。根据上述原理，若给予神经一连串强度比最适刺激强度稍大的刺激，则因刺激频率不同会观察到不同形式的肌肉收缩（图 9-6）。

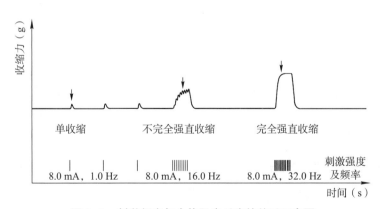

图 9-6　刺激频率与人体肌肉反应的关系示意图

【实验对象】

健康志愿者。

【实验材料】

1. 实验器材 BL-420 生物信号采集与处理系统，人体神经肌肉刺激器，刺激电极，指力传感器，棉签。

2. 实验试剂 医用酒精，生理盐水（或导电膏）。

【实验内容】

1. 实验步骤 同"刺激强度与人体肌肉反应的关系"实验内容前 4 步。

2. 观察项目 观察刺激频率变化引起肌肉收缩形式变化的过程。

在 HPS-100 人体生理实验系统软件上设置刺激强度为最适刺激强度或比最适刺激强度高 1~3 mA，刺激频率为 1 Hz，脉冲个数为 1~3 个，频率增量为 1~5 Hz，脉冲个数增量为 1~3 个，重复单击"启动刺激"按钮，观察实验波形的变化。当曲线不出现肌肉舒张的痕迹，即后一刺激落在前一刺激引起的肌肉收缩的收缩期时，停止刺激，取下受试者手臂上的刺激电极，断开受试者与刺激电极的连接。

3. 测量和分析

（1）打开双视。

（2）截取波形：先在"波形测量区"视图中单击"截图"按钮，然后在左视中选择单收缩波形，截取的波形段自动进入"选择波形列表"和"波形测量区"视图。在左视窗口下方标尺区域中滚动鼠标滑轮以压缩波形，以同样的截图方式，截取单收缩、不完全强直收缩和完全强直收缩均包含的波段。

（3）波形测量：在"数据测量结果表格"中单击"潜伏期"单元格，移动鼠标到"选择波形列表"视图，选择截取的单收缩波形，在"波形测量区"视图测量潜伏期时程，测量结果自动记录在"数据测量结果表格"对应单元格中。以同样的测量方式，找到各生理指标对应的波段，完成收缩期、舒张期、收缩总时程和收缩力的测量。

（4）结果分析：当表格中显示有刺激频率和收缩力数据时，单击"数据测量结果表格"视图中的"统计"按钮，统计区将图示肌肉的频率效应总和，分析刺激频率改变与肌肉收缩反应的关系。

【注意事项】

1. 有周围神经病变症状或体征者、有出血或血栓栓塞风险者、安装起搏器者、一般心脏病患者、感觉缺失患者、癫痫患者、孕妇不能作为受试者进行该实验。肥胖者不建议作为受试者进行该实验。

2. 刺激电极安放时，应对电极施加中等程度的压力，使电极和皮肤表面接触良好。

三、神经传导速度的测定

【实验目的】

1. 学习神经 – 肌肉实验的电刺激方法。

2. 学习复合肌肉动作电位的记录方法。

3. 测量刺激腕部和肘部尺神经引起反应的潜伏期，计算神经的传导速度。

【实验原理】

运动神经传导速度（motor nerve conduction velocity，MNCV）的测定是进行神经电图常规无损检测的一项诊断技术，可用于评定运动神经传导功能。在本实验中，采用表面刺激电极刺激肘部和腕部尺神经，记录尺神经支配的小指展肌复合肌肉动作电位（compound muscle action potential，CMAP）。由于刺激肘部尺神经引起反应的潜伏期比刺激腕部尺神经引起反应的潜伏期长，通过潜伏期差值和两处刺激位置的距离即可计算出尺神经的传导速度（图9-7）。

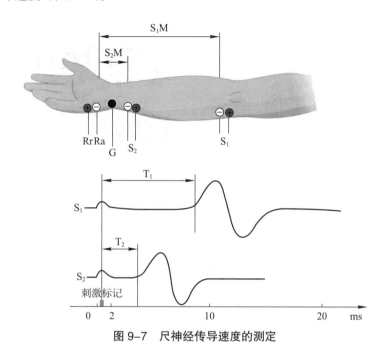

图9-7　尺神经传导速度的测定

MNCV计算公式：

$$MNCV = \frac{S_1M - S_2M}{T_1 - T_2}$$

公式9-1

在公式中，MNCV代表运动神经传导速度，S_1M代表近心端刺激点S_1到记录电极Ra处的距离，S_2M代表远心端刺激点S_2到记录电极Ra处的距离，T_1代表近心端潜伏期，T_2代表远心端潜伏期。神经和肌肉病变可引起骨骼肌肌电活动异常。检测肌肉和神经的电活动能帮助医生发现是否存在肌肉病变（如肌营养不良）和神经病变（如肌萎缩侧索硬化），并有助于判断病变的位置和程度。

【实验对象】

健康志愿者。

【实验材料】

1. 实验器材　BL-420生物信号采集与处理系统，人体神经肌肉刺激器，刺激电极，信号输入线，贴片电极，软尺，棉签。

2. 实验试剂　医用酒精，生理盐水（或导电膏）。

【实验内容】

1. 设备连接

（1）连接信号输入线：将信号输入线接入 BL-420 生物信号采集与处理系统硬件 CH1 通道，另一端纽扣式接口与贴片电极连接。

（2）连接隔离刺激器：将隔离刺激器接入 BL-420 生物信号采集与处理系统硬件刺激输出口。

（3）连接刺激输出电极：将刺激输出电极接入隔离刺激器（图 9-8）。

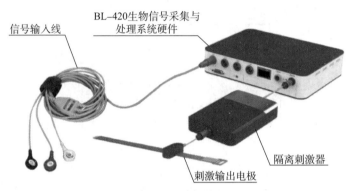

图 9-8　设备连接示意图

2. 受试者准备

（1）基本准备：受试者身心放松，安静坐好，手臂自然放在桌上，取下所佩戴的手表、戒指、手链、手镯等金属物品并熟悉实验过程。室温保持在 24℃以上。

（2）皮肤处理：受试者手心朝上，用棉签蘸取少量医用酒精擦拭前臂皮肤，目的是擦掉皮肤上的油脂、污物及皮肤碎屑，减小基线漂移，以免阻抗太大影响波形记录。擦拭皮肤位置见表 9-1 和图 9-9。

（3）贴片电极处理和安放：贴片电极用于记录肌电。撕开电极片表面的保护膜，将电极片粘贴在受试者皮肤上。粘贴位置见表 9-2 和图 9-10。

3. 刺激电极处理　清洁刺激电极片正、负极，并用棉签蘸取少量生理盐水，涂抹于刺激电极片上。生理盐水用于增加皮肤导电性，涂抹于电极片上的生理盐水刚好覆盖电极接触面即可。

表 9-1　酒精擦拭皮肤的位置

记录电极及刺激电极	电极安放位置（酒精擦拭位置）
参考电极 -Rr	Rr：小指基底部指关节处肌腱
主极电极 -Ra	Ra：小指展肌肌腹
接地电极 -G	G：手腕尺侧腕横纹处皮肤
腕部尺神经干 - 远心端刺激点 -S_2	S_2：腕部尺神经干体表投影部位
肘部尺神经干 - 近心端刺激点 -S_1	S_1：肘部尺神经干体表投影部位

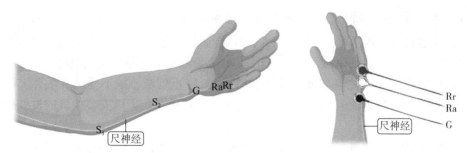

图 9-9 皮肤处理示意图　　　　图 9-10 贴片电极的安放示意图

表 9-2 贴片电极的安放

记录电极	电极安放位置
参考电极 –Rr	小指基底部指关节处肌腱
主极电极 –Ra	小指展肌肌腹，即腕横纹和第 5 掌指关节连线中点小鱼际肌最隆起处
接地电极 –G	手腕尺侧腕横纹处皮肤

4. 开始实验　前面工作准备好之后，正式开始实验。

5. 开启刺激电极　长按刺激电极电源键，听到"嘀"声后松开，此时刺激器主机指示灯显示绿色常亮，表示刺激器打开。

6. 观察刺激腕部尺神经引起的肌电

（1）安放刺激电极：让受试者用非测试手拿稳刺激电极，将刺激电极沿前臂长轴方向置于测试手腕部尺神经干处，但先不要将绑带扣紧。刺激电极片应避免放置于伤口或伤疤处、接近伤口缝合处及脂肪组织堆积处。建议刺激电极负极安放位置距离腕横纹 4~7 cm，以降低潜伏期测量误差（图 9-11）。

（2）寻找腕部最佳尺神经刺激位置：设置刺激强度为 4 mA，刺激脉宽为 0.3 ms，单击"启动刺激"按钮。观察受试者小指展肌反应和波形，同时询问受试者感受。若刺激后记录不到反应，微微移动刺激电极安放位置或逐渐增加刺激强度，直至观察到波形上出现明显的复合肌肉动作电位波形，且受试者未有不适感或不适感程度较低为止，表明此时刺激电极已安放在腕部最佳尺神经刺激位置。

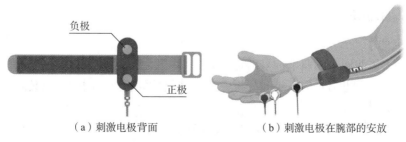

（a）刺激电极背面　　　　（b）刺激电极在腕部的安放

图 9-11 刺激电极的安放示意图

（3）寻找最适刺激强度：找到腕部安放刺激电极的最佳位置后，固定刺激电极不发生位移，扣紧刺激电极绑带，在软件上设置刺激强度增量在 $1 \sim 2$ mA 之间，设置完成后鼠标左键重复单击"启动刺激"按钮，记录反应直到反应不再增强或刺激强度达 20 mA 为止（实验过程中应多注意和询问受试者感受）。停止刺激，取下受试者手臂上的刺激电极，断开受试者与刺激电极的连接。用记号笔在刺激电极负极安放位置的皮肤处进行标记。

7. 观察刺激肘部尺神经引起的肌电 实验步骤与方法同"6. 观察刺激腕部尺神经引起的肌电"，注意刺激电极放在肘部。

8. 测量和分析

（1）打开双视。

（2）截取波形：先在"波形测量区"视图中单击"截图"按钮，然后在左视中选择目标波形段，选择的波形段应分别包含刺激腕部和肘部尺神经引起的肌电波形。截取的波形段自动进入"选择波形列表"和"波形测量区"视图。

（3）数据测量

1）测量和记录距离：使用软尺测量两个标记间的距离，并将测量的距离输入软件"数据测量结果表格"视图对应的单元格中。

2）测量潜伏期：以测量"肘部潜伏期"为例，鼠标左键单击"数据测量结果表格"视图中的"肘部潜伏期"单元格，移动鼠标到"波形测量区"视图，在刺激标记处单击鼠标左键选择测量起点，在肌电波形开始偏离基线处单击鼠标左键确定测量终点，潜伏期的测量结果自动记录在"数据测量结果表格"视图对应单元格中。以同样的方式测量"腕部潜伏期"。

（4）结果分析：在"数据测量结果表格"中显示出所有距离和潜伏期后，即可计算出神经传导速度。计算方法参见公式 9-1。

【注意事项】

1. 有周围神经病变症状或体征者、有出血或血栓栓塞风险者、安装起搏器者、一般心脏病患者、感觉缺失患者、癫痫患者、孕妇不能作为受试者进行该实验。肥胖者不建议作为受试者进行该实验。

2. 刺激电极安放时，应对电极施加中等程度的压力，使电极和皮肤表面接触良好。

3. 电刺激会使人产生一定的疼痛感，因此在实验过程中，一方面应预先告知受试者以增强其心理准备，另一方面应逐渐增大刺激强度，以使受试者有一定的适应过程。

四、人体肌电

【实验目的】

1. 学会人体肌肉表面肌电信号的记录方法。

2. 掌握表面肌电信号的记录和分析方法，并熟悉各项指标的生理意义。

【实验原理】

表面肌电图（surface electromyography，sEMG）又称动态肌电图，是从肌肉表面通过电极引导，记录下来的神经肌肉活动时的生物电信号。

正常神经所支配的肌肉，在完全放松时没有电活动，记录下来的肌电图曲线呈现为一条平直的线，称为电静息。当正常肌肉做轻微收缩时，在肌电图上会出现一个个单一的运动单位动作电位，亦称运动单位电位（motor unit potential，MUP），它是一个脊髓前角细胞所支配的全部肌纤维电活动的综合结果。肌电图会呈现出单纯相、混合相和干扰相三种典型的波形，它们与肌肉负荷强度有十分密切的关系。当肌肉轻度负荷时，图上出现孤立的、有一定间隔和一定频率的单个低幅 MUP，即单纯相；当肌肉中度负荷时，图上虽然有些区域仍可见到单个 MUP，但另一些区域的电位十分密集，不能区分，即混合相；当肌肉重度负荷时，参与收缩的运动单位数目最多，MUP 发放频率也最大，这时肌电图上 MUP 的密度极大且相互重叠，无法再分辨出单个的 MUP，即干扰相。由于反映较多运动单位的动作电位，表面电极描记的肌电图多呈干扰相（图 9-12）。

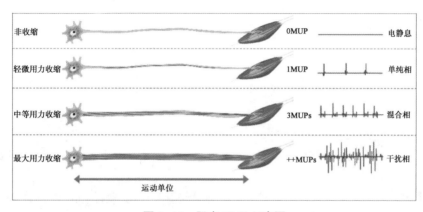

图 9-12 肌肉 MUP 示意图

【实验对象】
健康志愿者。

【实验材料】
1. 实验器材 BL-420 生物信号采集与处理系统，肌电肢夹，棉签。
2. 实验试剂 医用酒精。

【实验内容】
1. 设备连接 将肌电肢夹接入 BL-420 生物信号采集与处理系统硬件 CH1 通道（图 9-13）。

2. 受试者准备
（1）基本准备：受试者取下所佩戴的手表、戒指、手链、手镯等金属物品并熟悉实验过程。
（2）皮肤处理：用酒精棉签擦拭前臂前部旋前方肌体表投影处皮肤，擦掉皮肤上的油脂、污物及皮肤碎屑，去除角质层，以便采集到质量更好的表面肌电信号。
（3）体位选择：受试者全身放松，静坐，背部倚靠椅子，腿自然伸直放松，手臂自然下垂。
（4）夹持肌电肢夹：将肌电肢夹夹持在旋前方肌体表投影处（图 9-14）。

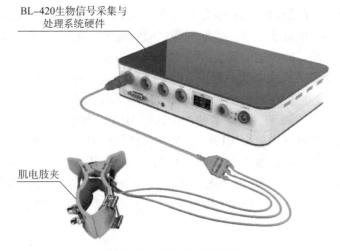

BL-420生物信号采集与
处理系统硬件

肌电肢夹

图9-13　设备连接示意图

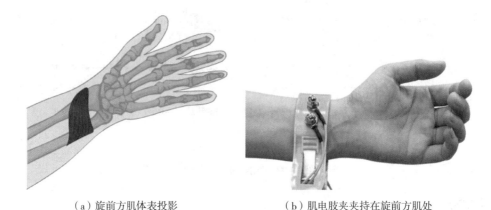

（a）旋前方肌体表投影　　　　　　　　　（b）肌电肢夹夹持在旋前方肌处

图9-14　夹持肌电肢夹示意图

3. 观察项目

（1）观察电静息肌电：受试者背部倚靠椅子，全身放松，上臂尽量固定，手臂自然下垂，手掌朝向内侧，开始记录肌电并持续3~5 s，随后单击"暂停"按钮暂停波形记录。在波形旁添加"电静息"标签。

（2）观察干扰相肌电：受试者测试手臂以旋前极限位为起始位置，进行匀速、充分的运动后回到旋后极限位（图9-15），以上视为一次旋转运动，同时记录肌电，整个过程持续3~5 s，反复4次，随后单击"暂停"按钮暂停波形记录。在波形旁添加"干扰相"标签。

4. 测量和分析

（1）打开双视。

（2）截取波形：先在"波形测量区"视图中单击"截

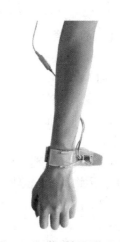

图9-15　旋后极限位示意图

图"按钮,然后在左视中选择一段干扰相肌电波形,截取的波形段自动进入"选择波形列表"和"波形测量区"视图。

(3)波形测量:在"数据测量结果表格"视图中自动显示对原始肌电信号进行计算处理后的所截波形对应指标值,包括积分肌电值、平均肌电值、均方根值、平均功率频率、中位频率。

【注意事项】

1. 手臂本身损伤、残疾的受试者不适宜参加此实验。前臂不能旋前时不要过度拉伸。

2. 在表面肌电信号采集过程中,肌电肢夹的表面电极应放在肌腹处,尽可能多地覆盖在肌纤维上,且与肌纤维尽量保持平行。

3. 实验中注意检查表面电极是否与皮肤表面牢牢固定。肌肉在不收缩时要处于自然放松状态。

五、握力与肌电

【实验目的】

1. 学会人体握力的测定方法。

2. 观察人体握力大小与前臂肌肉表面肌电信号的相关性。

【实验原理】

人体在运动过程中表现出的肌电信息是认识和分析运动机制的重要途径,通过对表面肌电信号进行肌纤维成分分析、肌肉收缩速度研究等,可以判断肌肉疲劳程度、肌肉间的协调性及肌肉活动功能的稳定性。

握力主要反映人体前臂、手腕、手掌等部肌肉的力量,是反映肌肉总体力量的指标。正常的肌肉在完全松弛的情况下不出现电活动,在记录仪上仅描记出一条平稳的基线。参与活动的运动单位和肌纤维愈多,收缩愈强,肌电图振幅和肌电频率也愈大。通过对肌电图的研究,可以了解肌肉收缩力量和速度的状况。本实验采用受试者的最大自主收缩力(maximum volunteer contraction, MVC)作为最大握力标准,最大自主等长收缩(maximal voluntary isometric contraction, MVIC)状态下的表面肌电信号值为最大自主收缩肌电(maximal voluntary electrical activation, MVE)。设计 20% MVC、40% MVC、60% MVC 及 80% MVC 四种不同等级的握力,以观察不同等级握力水平与肌电的关系。

【实验对象】

健康志愿者。

【实验材料】

1. 实验器材　BL-420 生物信号采集与处理系统,握力传感器,信号输入线,贴片电极,棉签。

2. 实验试剂　医用酒精。

【实验内容】

1. 设备连接

(1)连接握力传感器:握力传感器接入 BL-420 生物信号采集与处理系统硬件 CH1

通道。

（2）连接信号输入线：信号输入线接入 BL-420 生物信号采集与处理系统硬件 CH2 通道，另一端纽扣式接口与贴片电极连接（图 9-16）。

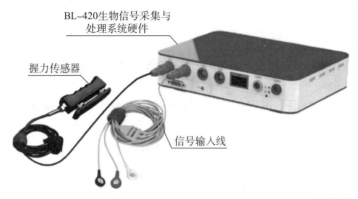

图 9-16 设备连接示意图

2. 受试者准备

（1）基本准备：受试者身心放松，安静坐好，手臂自然放在桌上，手心朝上，取下所佩戴的手表、戒指、手链、手镯等金属物品并熟悉实验过程。

（2）皮肤处理：用酒精棉签擦拭前臂桡侧腕长伸肌体表投影处皮肤，擦掉皮肤上的油脂、污物及皮肤碎屑，去除角质层，以便采集到质量更好的表面肌电信号。

（3）电极安放：贴片电极用于记录肌电。撕开电极片表面的保护膜，将连接信号输入线正极和负极的电极片，沿着肌肉收缩的纵行方向固定在桡侧腕长伸肌体表投影处作表面引导电极，两电极间的距离约 2 cm。在距离引导电极稍远处（同一肢体肌肉分布较少的部位），粘贴接地电极（图 9-17）。

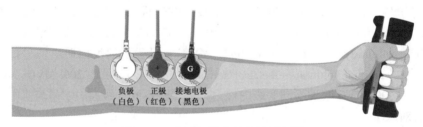

图 9-17 肌电记录电极安放示意图

3. 观察项目

（1）记录放松时的握力与肌电

1）若 CH1 通道波形未在"零"基线上，使用鼠标在软件上的 CH1 通道中单击右键，选择"拾取零值"，单击鼠标左键，让波形回到基线上（目的是排除握力传感器本身因素，让实验过程中显示在数据窗口中的握力值是受试者的真实握力值）。

2）受试者背部倚靠椅子，全身放松，测试手臂自然放在桌上，手臂肌肉完全放松不收缩，手轻放在握力传感器上，但不对握力传感器施加任何力，持续记录肌电 3~5 s。在波形旁添加"放松"标签。单击"暂停"按钮暂停波形记录。

（2）记录最大握力与肌电

1）记录 MVC 波形：鼠标左键单击"开始"按钮。受试者保持姿势不变，测试手臂由弱到强缓慢增加握力，直到达到最大握力，保持最大握力 4~5 s 后松手，反复 3 次，每次动作结束休息 30~60 s，再进行下一次动作。在波形旁添加"100% MVC"标签。单击"暂停"按钮暂停波形记录。

2）确定和测量最大握力：打开双视，压缩左视中记录的波形，在记录握力的 CH1 通道测量三段波形曲线波幅，找到并确定最大握力。

（3）记录不同等级的握力与肌电

1）记录 20% MVC 波形：鼠标左键单击"开始"按钮。受试者保持做最大握力时的姿势不变，测试手臂由弱到强缓慢增加握力，直到达到受试者最大握力的 20%，保持 20% MVC 4~5 s 后松手。在波形旁添加"20% MVC"标签。单击"暂停"按钮暂停波形记录。

2）记录 40% MVC 波形：鼠标左键单击"开始"按钮。受试者保持做最大握力时的姿势不变，测试手臂由弱到强缓慢增加握力，直到达到受试者最大握力的 40%，保持 40% MVC 4~5 s 后松手。在波形旁添加"40% MVC"标签。单击"暂停"按钮暂停波形记录。

3）记录 60% MVC 波形：鼠标左键单击"开始"按钮。受试者保持做最大握力时的姿势不变，测试手臂由弱到强缓慢增加握力，直到达到受试者最大握力的 60%，保持 60% MVC 4~5 s 后松手。在波形旁添加"60% MVC"标签。单击"暂停"按钮暂停波形记录。

4）记录 80% MVC 波形：鼠标左键单击"开始"按钮。受试者保持做最大握力时的姿势不变，测试手臂由弱到强缓慢增加握力，直到达到受试者最大握力的 80%，保持 80% MVC 4~5 s 后松手。在波形旁添加"80% MVC"标签。单击"暂停"按钮暂停波形记录。

4. 测量和分析

（1）打开双视。

（2）截取波形：先在"波形测量区"视图中单击"截图"按钮，然后在左视中同时选择 CH1 和 CH2 两个通道中一段握力从开始增大到达到 20% MVC 的握力和肌电波形，截取的波形段自动进入"选择波形列表"和"波形测量区"视图。以同样的方式，截取其他三段波形，截取的波形段分别为 40% MVC、60% MVC 和 80% MVC 的波形段。

（3）波形测量：移动鼠标到"选择波形列表"视图，选择 20%MVC 波形段，在"数据测量结果表格"视图中单击"20% MVC"单元格，移动鼠标到"波形测量区"视图，单击左键选择受试者握力刚好达到 20% MVC 时为起点，握力持续 20% MVC 末为终点，该波形段对应的握力、肌电峰值和肌电积分均方根值自动显示在"数据测量结果表格"视图对应的单元格中。以同样的测量方式，依次测量 40% MVC、60% MVC 和 80% MVC 波形段的指标。测量过程中，波形和数据自动实时同步到实验报告中。通过观察波形和测得的生理指标，进一步理解人体握力与肌电的关系。

（4）分析统计：当表格中显示所有握力和肌电积分均方根时，单击"统计"按钮，统计区将图示握力与肌电的关系。

【注意事项】

1. 有运动神经类疾病者，近6个月前臂出现扭伤、运动损伤、断裂等影响运动功能伤病者，肌肉有酸痛及不适者，敏感性皮肤者不建议作为受试者进行此次实验。

2. 在贴片电极贴放之前，应对贴放电极的肌肉外表面皮肤进行酒精擦拭，目的是擦掉皮肤上的油脂、污物及皮肤碎屑，去除角质层，以便采集到质量更好的表面肌电信号。

3. 实验中注意检查贴片电极是否与皮肤表面牢牢固定。肌肉在不收缩时要处于自然放松状态。

4. 各等级握力保持4 s以上，是为了使峰值可以较准确地反映到肌电积分上。在每次握力运动结束后需要休息一段时间，然后再进行下一次的握力运动，以避免肌肉疲劳。

【讨论】

1. 在刺激强度达到阈强度后继续增加刺激强度，实验波形有什么变化？在线性增加刺激强度的同时，波形的幅度是否也在线性增大？

2. 随着肌纤维反应数量的增加，肌肉反应的幅度是否增加？

3. 阈下刺激、阈刺激、阈上刺激和最适刺激的区别是什么？

4. 如何确定不完全强直收缩和完全强直收缩的临界频率？

5. 刺激频率与肌肉动作电位及收缩的关系分别是怎样的？动作电位会发生叠加吗？为什么？

6. 骨骼肌为什么可以发生强直收缩？强直收缩在幅度上与单收缩有何差别？强直收缩有何生理意义？

7. 随着刺激强度的增加，肌肉动作电位的幅度有何变化？

8. 什么是刺激伪迹？其是怎样发生的？怎样鉴别刺激伪迹？

9. 表面肌电图测量有哪些优缺点？

10. 肌电图在体育科研中可运用在哪些方面？

11. 肌力–表面肌电信号关系在实际应用时应注意哪些问题？

12. 受试者静坐，被测上肢肌肉完全放松，握力波形有什么变化？

13. 受试者由弱到强缓慢增加握力，实验波形有什么变化？

【知识拓展】

肌电图应用

肌电图（EMG）是临床神经电生理检查最传统的组成部分，临床上可用于定位神经源性损害的部位（前角细胞或神经根、丛、干、末梢），鉴别不同状态下的神经源性肌病和肌源性肌病。神经源性肌病指下运动神经元的病变，如脊髓前角细胞、神经根和周围神经的病变，由炎症、外伤、肿瘤、中毒、变性及压迫所致的代谢障碍，以及长期吸毒等引起。肌源性肌病主要指在运动终板内和周围肌肉纤维或肌肉结缔组织内因解剖学和生物化学变化所引起的多类疾病，而非神经系统内的病变，多由遗传性因素、炎症和代谢性疾病所引起。肌肉疾病是指由于各种原因引起的原发性或继发性的肌肉细胞本身的病变，包括遗传性、中毒性和炎性病变等，其共同的临床表现为近端肌肉的对称性萎缩、无力、强直或疼痛，症状逐渐加重且无中枢或周围神经系统的病变。

（田新雁 黄 武 赵 贝）

第二节 人体心电图及运动对心电图的影响
Section Ⅱ Human electrocardiogram and the effect of physical exercise

【课前思考】

1. 什么是心电图？

2. 人体心电图的波形各代表什么生理意义？

【实验目的】

1. 学习人体心电图的描记方法及各波形的测量方法。

2. 能够描述正常人体心电图各波的波形及其生理意义。

【实验原理】

心脏收缩之前先产生兴奋，正常心脏兴奋由心脏的起搏点——窦房结（sinoatrial node，SN）开始，按一定途径和时程，依次经传导系统兴奋各部位心肌，最后到达心室肌，引起整个心脏的兴奋。在每一个心动周期中，心脏各部分兴奋过程中的电变化及其时间顺序、方向和途径等是有一定规律的。发生在心脏组织的这些电位变化可以通过体内组织和组织液传导到体表。在体表，按一定引导方法，把这些电位变化记录下来，就成为心电图（electrocardiogram，ECG）。心电图可以反映心脏内综合性电位变化的发生、传导和消失过程。正常人体心电图包括 P、QRS、T 三个波形。P 波表示心房去极化，QRS 波群表示心室去极化，T 波表示心室复极化。心电图在起搏点的分析、传导功能的判断及房室肥大和心肌损伤的诊断上有很大的临床价值。

【实验对象】

健康志愿者。

【实验材料】

1. 实验器材 BL-420 生物信号采集与处理系统，全导联心电线，心电肢夹，检查床，圆规，直尺，棉球。

2. 实验试剂 医用酒精，生理盐水。

【实验内容】

1. 受试者准备 实验前，受试者无剧烈运动且情绪稳定，平卧在检查床上，全身肌肉放松。

2. 安静状态下描记心电图

（1）设备连接：打开 HPS-100 人体生理实验系统软件，将全导联心电线与 BL-420 生物信号采集与处理系统硬件 ECG 专用接口连接，心电线插头按颜色与心电肢夹相应对接。

（2）肢体导联连接：先用酒精棉球涂抹腕内侧和足内侧脱脂，再涂抹生理盐水以增加导电性。根据心电肢体导联的连接方式，分别在四肢安放心电肢夹：红色，右手；黄色，左手；绿色，左足；黑色，右足。

（3）胸导联连接：V_1，胸骨右缘第4肋间；V_2，胸骨左缘第4肋间；V_3，V_1与V_4连线的中点；V_4，左锁骨中线第5肋间；V_5，左腋前线与V_4同一水平；V_6，左腋中线与V_4同一水平（图9-18）。

（4）心电图描记：待受试者安静后，开始描记心电图。记录10个心动周期以上的心电信号，停止实验，保存数据。

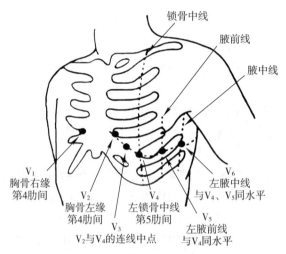

图9-18　胸导联的电极安放示意图

（5）分析心电图

1）波形的辨认：在图形上辨认出P波、QRS波群、T波、PR间期、QT间期。

2）心率的测定：测量相邻两个心动周期的P波与P波间隔时间或R波与R波间隔时间，按公式心率（次/min）= 60/PP或RR间隔时间（秒）进行计算，求出心率。如心动周期之间的时间间距显著不等，可将5个心动周期的PP间隔时间或RR间隔时间加以平均，取得平均值，代入公式。成年人正常窦性心律的心率为60～100次/min。

3）测量P波振幅：从P波前基线位置至P波波峰位置，读取的电压值即为P波振幅。

4）测量PR间期：从P波的起始位置至Q波起始位置，读取时间，即为PR间期。

5）测量QRS间期：从Q波起始位置至S波结束位置，读取时间，即为QRS间期。

6）测量QT间期：从Q波起始位置至T波结束位置（即T波结束后回到基线的位置），读取时间，即为QT间期。

7）测量R波振幅：从Q波前基线位置至R波波峰位置，读取的电压值即为R波振幅。

8）测量T波振幅：从Q波前基线位置至T波波峰位置，读取的电压值即为T波振幅（图9-19）。

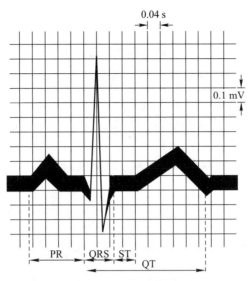

图 9-19　心电图各波及测量

3. 运动后描记心电图　待安静状态心电图描记完毕后，取下心电肢夹，受试者下床，做快速蹲起运动 1 min，速度控制在 30~40 次 /min，然后再上检查床，按上述方式描记心电图，并比较安静状态和运动后心电图的区别（表 9-3）。注意排除肌电的干扰。

表 9-3　安静及运动后 ECG 的变化

ECG 的特征	安静时	运动后
心率（次 /min）		
P 波振幅（mV）		
PR 间期（s）		
QRS 间期（s）		
QT 间期（s）		
R 波振幅（mV）		
T 波振幅（mV）		

【注意事项】

1. 受试者需平静呼吸，放松肌肉，以避免肌电和呼吸干扰。

2. 电极和皮肤应紧密接触，防止基线漂移。

【讨论】

1. 比较并分析安静状态和运动后心电图各波形的变化。

2. 房室传导阻滞发生时，心电图会发生什么样的改变？

【知识拓展】

心电图的发现

心电图机是当今最普及、最安全可靠、无创伤性了解心脏功能疾患的医用电子仪器。1903 年，荷兰生理学家威廉·埃因托芬（Willem Einthoven）首次设计了弦线式电流计，通过记录心脏的心搏电流及心音第一次描绘了人类心电图。埃因托芬将波形标记为 P、Q、R、S、T 波，并用相关心电图特征描述了多种心血管疾病。因此，埃因托芬被称为"心电图之父"，并于 1924 年获得诺贝尔生理学或医学奖。

（苏　娟　黄　武　李　娟）

第三节　人体脑电图及影响因素

Section Ⅲ　Human electroencephalogram and its influencing factors

【课前思考】

1. 脑电波是如何产生的？

2. 脑电图检查对临床诊断和治疗有何帮助？

【实验目的】

1. 学习人体脑电图的记录方法，理解脑电图不同波形的意义及影响因素。

2. 了解部分异常脑电图的鉴别。

【实验原理】

脑电图（electroencephalogram，EEG）是借助电子放大技术，将大脑皮质神经元的自发生物电活动通过放大器放大百万倍并记录，以脑电活动的动作电位为纵轴，时间为横轴，将电位与时间的相互关系记录下来，从而研究大脑功能有无障碍。

目前认为，脑电波是由大量神经元同步发生兴奋传递产生突触后电位经总和形成的，其基本波形有 δ、θ、α 和 β 波四种（图 9-20）。

1. δ 波　频率为 1～3 Hz，幅度为 20～200 μV。当人在婴儿期或智力发育不成熟时，或成年人在极度疲劳和昏睡或麻醉状态下，可在颞叶和枕叶记录到这种波形。

2. θ 波　频率为 4.0～7.9 Hz，幅度为 100～150 μV。此波为少年（10～17 岁）脑电图中的主要成分，是成年人困倦时的主要脑电活动表现，可在颞叶和顶叶记录到。

3. α 波　频率为 8.0～13.9 Hz，幅度为 20～100 μV，常表现为波幅由小变大，再由大变小，如此反复变化的梭形。α 波在枕叶皮质

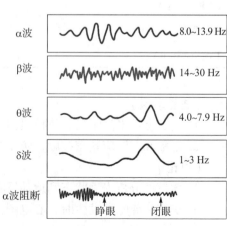

α波　　　　　　　　　　　　　8.0-13.9 Hz

β波　　　　　　　　　　　　　14~30 Hz

θ波　　　　　　　　　　　　　4.0~7.9 Hz

δ波　　　　　　　　　　　　　1~3 Hz

α波阻断　　　　　睁眼　　闭眼

图 9-20　脑电图波形示意图

最为显著，是正常人脑电波的基本节律。在成年人清醒、安静并闭眼时出现，在睁眼、思考或受外界刺激（如声音、光线等）时立即消失，这一现象称为α波阻断（alpha block），即α波节律立即消失而呈现低幅快波。

4. β波　频率为14～30 Hz，幅度为5～20 μV，在精神紧张和情绪激动或亢奋时出现，在额叶和顶叶较显著。

【实验对象】

健康志愿者。

【实验材料】

1. 实验器材　BL-420生物信号采集与处理系统，脑电帽，贴片电极，棉球。

2. 实验试剂　医用酒精，生理盐水（或导电膏），磨砂膏。

【实验内容】

1. 设备连接

（1）连接脑电帽：将脑电帽接BL-420生物信号采集与处理系统硬件的CH1通道（图9-21）。

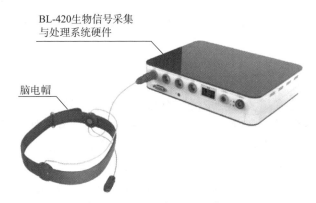

图9-21　脑电帽连接示意图

（2）连接贴片电极：将脑电帽上的纽扣式接口与贴片电极背侧铜扣相连。

2. 受试者准备

（1）皮肤处理：指导受试者取坐位，拨开头发，用酒精棉球擦拭安放电极处皮肤，即鼻根凹陷向上2 cm处、枕骨隆凸向上2 cm处及耳垂处，去除皮肤表面的灰尘和油脂，并在耳垂处涂抹少量生理盐水。

（2）贴片电极处理和安放：撕下贴片电极表面保护膜，将前、后两个电极分别贴在受试者上述额叶和枕叶头部皮肤上。用脑电帽将电极固定，确保电极与皮肤完全接触。将耳夹夹在受试者耳垂处（图9-22）。

3. 启动HPS-100人体生理实验系统软件　在"中枢神经系统实验"中选择"人体脑电的记录与观察"实验模块，

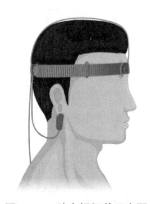

图9-22　脑电帽佩戴示意图

启动信号采集。

4. 观察项目

（1）脑电图的记录

1）记录脑电图：受试者保持安静，全身放松，不断睁眼、闭眼，记录一段脑电图。

2）分析：注意观察受试者在睁眼、闭眼时，不同波形频率和幅度的变化。

（2）α波和α波阻断

1）闭眼：受试者安静闭目，心情平和，清醒，无思维活动状态，记录一段脑电图，并识别典型的α波。在波形旁添加"闭眼"标签。

2）睁眼：在记录到典型的α波后，示意受试者睁眼，可见α波立即消失，其脑电波频率加快且幅度降低，呈快波。再闭目，α波又重现。如此反复3~5次。在波形旁添加"睁眼"标签。

3）声音刺激的影响：在受试者安静状态下出现α波时给予不同的声音刺激，选择不同声强和频率的声音（如高声强和低声强的摇滚音乐，高声强和低声强的古典音乐），观察并比较不同声音刺激对α波的影响。在波形旁添加"不同声音刺激"标签。

4）思维活动的影响：在受试者出现α波的情况下请受试者进行连续简单心算，如用100连续减7，也可由实验者提问算术题，观察受试者α波有何变化。在波形旁添加"思维活动"标签。

5. 测量和分析

（1）打开双视。

（2）截取波形：先在"波形测量区"视图中单击"截图"按钮，然后在左视中选择目标波形段，截取的波形段自动进入"选择波形列表"和"波形测量区"视图。

（3）波形测量：在"数据测量结果表格"视图中单击"α波RMS"（root mean square，均方根）单元格，移动鼠标到"波形测量区"，选择一段安静闭眼状态下的脑电波进行测量操作，依次在起点、终点单击鼠标左键，此段波形的α波RMS自动显示在"数据测量结果表格"视图对应的单元格中。以同样的测量方式，完成睁眼、不同声音刺激、思维活动情况下脑电图α波和β波频率和幅度的测量（表9-4）。

表9-4 闭眼、睁眼及不同刺激条件下脑电图α波和β波的变化

序号	受试者状态	α波幅度	α波频率	β波幅度	β波频率
1	闭眼				
2	睁眼				
3	高声强摇滚音乐刺激				
4	低声强摇滚音乐刺激				
5	高声强古典音乐刺激				
6	低声强古典音乐刺激				
7	思维活动				

6. 脑电常见干扰分析

（1）记录正常脑电图：请受试者安静闭目，单击"开始"按钮，记录 30 s 正常的脑电图。

（2）快速眨眼：请受试者快速眨眼，同时记录脑电图，观察眨眼时脑电图的变化。

（3）转动眼球：请受试者在安静、闭眼的状态下，转动眼球，观察转动眼球时脑电图的变化。

（4）咬牙：请受试者在安静、闭眼的状态下，用力咬紧牙齿，观察咬牙时脑电图的变化。

（5）分析：观察眨眼、转动眼球、咬牙时脑电图的变化，学习脑电图常见的伪迹特点，以及排除伪迹的方法。

【注意事项】

1. 受试者在实验过程中必须保持安静，心态平和。

2. 在安放枕骨隆凸处电极时，注意拨开受试者头发，保持清洁，避免头发夹杂在其中产生干扰。

【讨论】

1. 与闭眼时相比，睁眼时 α 波发生了怎样的变化？

2. 声音刺激和思维活动对 α 波有何影响？

【知识拓展】

脑电波的临床应用

一般情况下，脑电波高频波幅度小，低频波幅度大。在人体处于不同状态或者记录不同部位的脑电波时，其波形可出现明显差异。如在睡眠时脑电波呈高幅慢波，称为脑电的同步化；而在精神紧张时呈低幅快波，称为脑电的去同步化。在临床上，由于癫痫发作时在脑电图上可以准确地记录出棘波（频率高于 12.5 Hz，幅度为 50～150 μV，升支和降支均极陡峭）、尖波（频率为 5～12.5 Hz，幅度为 100～200 μV，升支极陡，波顶较钝，降支较缓）等变化，因此脑电图是癫痫重要的诊断方法之一，并可以协助临床进行癫痫分类。癫痫患者或皮质有占位性病变（如脑瘤等）的患者，其棘波比尖波更靠近病变处，更具有代表性，因此可根据脑电波的改变特征，结合临床资料，对肿瘤发生部位或癫痫等疾病进行判断。

（何夏萍　黄　武　赵　贝）

第四节　感官功能测定

Section Ⅳ　Sense organ experiments

【课前思考】

1. 人眼视网膜上感光细胞的种类有哪些？在功能上各有什么不同？

2. 视觉产生的神经传导通路是什么?

3. 声音传入内耳的途径有哪些?

4. 传音性耳聋和感音性耳聋在病理机制上有何不同?

一、视觉相关功能测定

(一)视敏度的测定

【实验目的】

学会视敏度(视力)的测定方法并理解其测定原理。

【实验原理】

视敏度(visual acuity)又称为视力,是指眼对物体形态的精细辨别能力,通常用人眼所能看清物体的最小视网膜成像的大小来表示视力的限度。一般来说人眼所能看清物体的最小视网膜成像大小大致相当于视网膜中央凹处一个视锥细胞的平均直径。当视角为 1′时,物体在视网膜上所成的像刚好可被辨认清楚。辨认清楚文字或图形所需的最小视角是确定人的视敏度(视力)的依据。通常用来检查视敏度的视力表,就是根据此原理制成的(图 9-23)。以往常用的国际标准视力表有 12 行从大到小依次排列的"E"图形,当受试者站在离视力表 5 m 远处注视第 10 行图形时,整个字符形成的视角为 5′,其每一笔画的宽度和每两笔画间空隙的宽度各形成 1′视角,如刚好能正确辨认这一行的字符,就说明此眼能分辨物体的最小视角大约等于 1′,因此视力表规定能看清此行图形的视力为 1.0,即人体正常视力。如某人在 5 m 远处,只能看清视力表第 5 行图形,因该图形缺口所形成的视角为 2′,因此该眼的视力为 0.5。

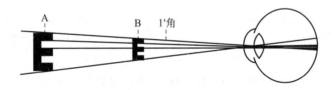

A:距眼50 m　B:距眼5 m

图 9-23　视力表原理

20 世纪 60 年代中期我国缪天荣设计了一种对数视力表,共 14 行图形(图 9-24)。其计算公式为视力 = 5 - lg(a),a 为受试者在 5 m 远处能看清物体的视角[以(角)分为单位]。例如,某人在 5 m 远处能看清视角为 1′的图像,lg1 = 0,则其视力为 5-0 = 5.0,此为标准视力。其他依此类推。

【实验对象】

健康志愿者。

【实验材料】

国际标准视力表或标准对数远视力表,指示棍,遮眼板,米尺,凸透镜。

【实验内容】

1. 环境准备　将视力表挂在光线均匀、充足的场所,视力表的高度适当。受试者站立或坐在距表 5 m 远的地方。

2. 视敏度测定 令受试者自己用遮眼板遮住一眼，用另一眼看视力表，按测试者的指点说出表中图形缺口的方向。由表上端的大图形开始向下测试，直到受试者能辨认清的最小图形为止。表旁所注数字即为受试者的视力。若受试者对最上一行图形也不能辨认清楚，则令受试者向前移动，直到能辨清最上一行图形为止。测量受试者与视力表的距离（m），再按下述公式计算其视力。

$$受试者视力 = \frac{受试者辨清最上一行图形时的实际最远距离（m）}{50}$$

最上一行图形所示视力是 0.1，也就是说，在 5 m 远处该图形缺口所成视角是 10′，或者说，在 50 m 远处其所成视角是 1′。根据这个原理，可计算出受试者在任意距离能辨清视力表上任一图形时的视力。

3. 用同样的方法检测另一眼的视力。

4. 戴上凸透镜后检测 给受试者一眼戴上一个凸透镜，再用同样的方法检测此眼的视力，观察其视力变化。令受试者向前走，观察走到何处才能辨清戴镜前所能辨清的最小图形。

【讨论】

当你拿到一张只剩下标定视力为 0.1 的图形的视力表时，能否进行视力检查？

（二）视野的测定

【实验目的】

1. 学习视野的测定方法。

2. 了解正常人白、红、黄或蓝、绿各色视野的不同。

【实验原理】

视野（visual field）是指单眼固定地注视前方某一点不动时所能看到的空间范围。人脑接受来自视网膜的传入信息，进行分辨和整合后，可以看清楚视野内发光或反光物体的轮廓、形状、大小、颜色、远近和表面细节等情况。在相同亮度条件下，不同颜色视野的大小各不相同，这与面部结构和具有不同感光特性的感光细胞在视网膜上的分布有关。临床上检查视野有助于了解视网膜、视觉传导束和视觉中枢的病变。

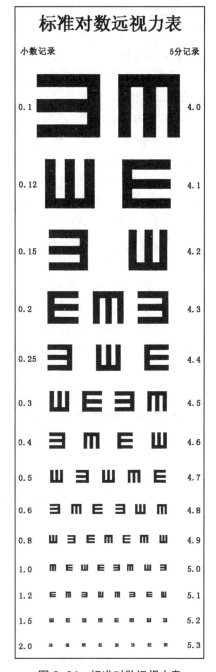

图 9-24　标准对数远视力表

【实验对象】

健康志愿者。

【实验材料】

视野计，各色（白、红、黄或蓝、绿）视标，视野图纸，铅笔。

【实验内容】

1. 认识视野计 观察视野计的结构并熟悉它的使用方法（图9-25）。

2. 测定视野 将视野计放置在光线充足处（对于某些具有光源视标的视野计，则按照仪器说明书的要求使用），将弧架摆在水平位置。令受试者将下颌放在托颌架上，使受试眼眶下缘靠在眼眶托上。调整托颌架的高度，使受试眼恰与弧架的中心点位于同一水平面上。遮住另一眼，令受试眼注视弧架的中心点。实验者从周边向中央慢慢移动弧架上插有白色视标的视标架，并随时询问受试者是否看到视标。当受试者回答看到时，将视标回移一

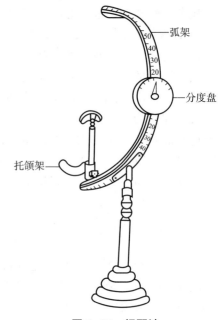

图9-25 视野计

些，然后再向中央移，复试一次。得出一致结果后，将受试者刚能看到视标时视标所在的点画在视野图纸的相应经纬度上。用同样的方法测出弧架对侧刚能看见视标之点，画在视野图纸的相应经纬度上（图9-26）。

如果视野计的后方附有随着视标移动的针尖，针尖能准确地指着安放在它对面的视野图纸的相应经纬度，则在每找到一个刚能看见视标之点时，就将放视野图纸的分度盘向前一推，针尖即可在视野图纸的相应经纬度上扎出一个记号。

3. 测定视野范围 将弧架转动45°，重复上述操作步骤。如此转动4个方向，在视野图纸上得出8个点。将此8个点依次连接起来，就得出白色视野的范围。

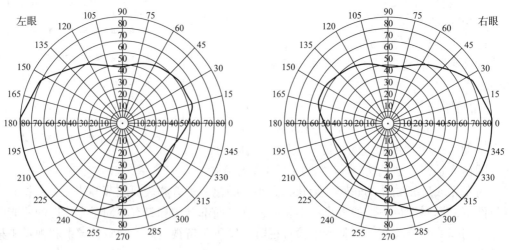

图9-26 视野图纸

4. 测定红、黄、蓝、绿视觉的视野 按照相同的操作方法，测定红、黄、蓝、绿视觉的视野。使用具有光源视标的视野计在暗室测视野者，当用有色视标时，还需要注意亮光视野（此时尚不能认清颜色）和色觉视野是否一致。

5. 依照同样的方法测定另一眼的视野。

【讨论】

为什么不同颜色其视野不同？

（三）盲点的测定

【实验目的】

1. 学会盲点的测定方法。

2. 理解盲点测定的原理。

【实验原理】

视神经乳头所在的部位即视神经离开视网膜的部位，无感光细胞，外界的光线成像于此时，不能引起视觉，因此该部位称为盲点（blind spot）。根据物理成像规律，通过测定生理性盲点的投射区域和范围，可计算出生理性盲点的位置和范围。

【实验对象】

健康志愿者。

【实验材料】

白纸，铅笔，小黑色目标物，尺子，遮眼板。

【实验内容】

1. 取白纸贴于墙上，受试者站立于白纸前，用遮眼板遮住一眼，在白纸上与另一眼相平的地方画一个"十"字，调整站立位置，使眼与"十"字的距离为 50 cm。受试者注视"十"字，实验者将小黑色目标物由"十"字开始缓慢外移，到受试者刚好看不见目标物时，记下目标物所在位置。继续将目标物缓慢外移，到目标物刚好被受试者再次看到时，再记下位置。由所记下两处位置的中点起，沿着各个方向移动目标物，分别记下其能被看见和不能被看见的交界点。将所记下的各点依次连接起来，形成一个大致为圆形的圈，圈内的区域称为盲点投射区。

2. 根据简化眼投射中相似三角形对应边成比例的原理，计算出盲点与中央凹的距离和盲点的直径。

盲点与中央凹的距离（mm）= 盲点投射区与"十"字的距离（mm）× （15 mm /500 mm）

盲点的直径（mm）= 盲点投射区的直径（mm）× （15 mm /500 mm）

【讨论】

为何正常人视物时感受不到盲点的存在？

（四）视觉诱发电位检测

【实验目的】

1. 学习视觉诱发电位的记录方法。

2. 了解图形视觉诱发电位（PVEP）产生的原理及应用价值。

【实验原理】

视觉诱发电位（visual evoked potential，VEP）是指刺激视网膜时在大脑视皮质内产生的生物电。VEP 可通过安放在头皮相应位置的表面电极被记录下来。VEP 是了解从视网膜到视觉皮质，即整个视觉通路功能完整性的检测方法。VEP 包括图形视觉诱发电位（pattern visual evoked potential，PVEP）和闪光视觉诱发电位（flash visual evoked potential，FVEP）等。PVEP 含有 N75、P100、N45 三个波，其中 P100 波的波峰最明显且稳定，其潜伏期在个体间及个体内变异小，为临床常用诊断指标，可用于视神经、视觉通路疾患的辅助诊断。

【实验对象】

健康志愿者。

【实验材料】

1. 实验器材　BL-420 生物信号采集与处理系统，棉球，贴片电极，遮眼罩。

2. 实验试剂　医用酒精，皮肤清洁膏，导电膏。

【实验内容】

1. 进入 HPS-100 人体生理实验系统软件，选择"视觉诱发电位"实验模块，根据实验说明进行实验准备，清洁皮肤，连接仪器。

2. 固定好记录电极后，受试者安坐于距计算机屏幕 1 m 远处，注视屏幕中央固视光标。PVEP 检测时受试者不需散瞳或缩瞳，但应检查受试者视力，检测前矫正其视力到最佳状态。

3. 记录。平均次数：每次检测最低 64 次，最少 2 次检测结果作对比，以增加结果可靠性。标准检测方式：单眼检测，另一眼遮蔽；先检测右眼，再检测左眼。

4. 先做 1° 低空间频率检测，再做 15′ 高空间频率检测；每只眼重复 2 次。如受试者眨眼或眼球转动，自动剔除伪迹，伪迹越少越好。

【注意事项】

1. 连接电极后，电极阻抗应小于 5 000 Ω，记录电极与参考电极阻抗差值应小于 20%。

2. 一侧检测时，另一侧眼须严密遮蔽。

3. 受试者应体位舒适，保持肌肉松弛，以降低伪迹。

【知识拓展】

全国爱眼日

眼是人类重要的感觉器官，正常人约 70% 的环境信息靠视觉获取。为提倡和重视保护眼睛，国家设定每年 6 月 6 日为全国爱眼日。全社会应大力宣传眼健康的重要性，宣传老年白内障、糖尿病视网膜病变、青光眼等眼病防治知识，增强群众爱眼护眼意识。教育机构和家庭应重视儿童青少年近视的预防，倡导科学用眼，促进儿童青少年眼健康。

二、声音的传导途径实验

【实验目的】

1. 学习声音传导途径的测定方法。

2. 能分析声音的空气传导和骨传导两种传导途径的异同点。

【实验原理】

声音可以通过空气传导和骨传导两种途径传入内耳，正常情况下以空气传导为主。正常人内耳接受的声波刺激主要经由外耳道、鼓膜和听小骨链传入，称为空气传导（air conduction）。如声波经颅骨、耳蜗骨壁传入内耳，则称为骨传导（bone conduction）。正常人空气传导的功效远远大于骨传导。临床上常通过比较声音的空气传导和骨传导两种途径的变化来鉴别传导性耳聋和神经性耳聋。

【实验对象】

健康志愿者。

【实验材料】

音叉（频率为 256 Hz、512 Hz），棉球。

【实验内容】

1. 比较同侧耳的空气传导和骨传导（任内试验）

（1）保持室内安静，受试者取坐位。检查者敲响音叉后，立即将振动的音叉柄置于受试者一侧颞骨乳突部，此时受试者可以听到音叉振动的"嗡嗡"声，且音响随着时间的延长而逐渐减弱，直至听不到。一旦听不到声音，检查者立即将音叉移至受试者同侧外耳道口处，此时受试者又可重新听到声音。相反，如将振动的音叉先置于外耳道口处，待听不到声音时再将其置于颞骨乳突部，则受试者不会再次听到声音。这说明正常人空气传导敏感性比骨传导高，临床上称为任内试验阳性。

（2）用棉球塞住同侧外耳道口（相当于阻碍空气传导途径），重复上述试验，会出现空气传导敏感性等于或低于骨传导的现象，称为任内试验阴性。

2. 两侧耳骨传导的比较（韦伯试验）

（1）将敲响的音叉柄置于受试者前额正中发际处，比较两耳听到声音的响度。正常人两耳感受到的声音响度应相等，临床上称为韦伯试验阳性。

（2）用棉球塞住一侧外耳道口，重复上述试验，比较两耳感受到的声音响度有何不同。

【注意事项】

1. 在操作过程中只能用手指持住音叉柄，避免音叉臂与皮肤、毛发或其他任何物体接触。

2. 将音叉放在外耳道口时，应使音叉臂与外耳道口相距 1～2 cm，其振动方向应对准外耳道口。

【讨论】

1. 临床上如何鉴别传导性耳聋和神经性耳聋？

2. 当鼓膜受损时，两种声音传导途径会发生什么变化？当患有中耳炎时，分别又如何变化？

【知识拓展】

骨 传 导

正常听觉的产生以空气传导为主，骨传导的敏感性较空气传导低得多，在正常听觉产生中不起主要作用。但相对于空气传导，骨传导也有其优点，如收集声音的距离近，损耗低。基于骨传导原理发明的骨传导耳机避免了戴耳机运动时耳内出汗带来的一系列卫生和健康问题，骨传导耳机空置双耳耳道的使用方式也保证了使用者在危险场景下能够及时感受环境声音。因此，骨传导耳机十分适合在户外场景下运动使用。

（赵　贝　赵　跃）

第五节　运动对人体血压和心率的影响

Section V　The influence of physical exercise on blood pressure and heart rate

【课前思考】

1. 哪些因素会影响动脉血压的测定？
2. 测量血压时，受试者将手臂垂下测量，血压是否有变化？
3. 测量左上肢与右上肢所得的血压值是否相同？为什么？

【实验目的】

1. 记住人体血压、心率的正常值。
2. 会描述人体运动时血压、心率的变化特点。
3. 学会人体动脉血压间接测量方法，了解间接测量人体动脉血压的原理。

【实验原理】

血压、心率、呼吸和体温是人体四大基本生命体征，其测量结果可用于评估个体的身体健康状况。血压（blood pressure，BP）是指血管内流动的血液对单位面积动脉管壁的侧压力，即压强，其单位通常用mmHg来表示。心率（heart rate，HR）代表心动周期的频率。血压和心率随人体功能状态不同而发生变化，运动、姿势改变、情绪激动、进食等均可引起血压、心率发生改变。

临床上常采用听诊法间接测量动脉血压（arterial blood pressure），即使用血压计、听

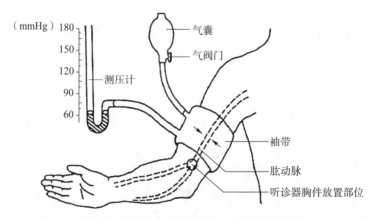

图9-27　人体动脉血压间接测量方法示意图

诊器测量人体动脉血压（图 9-27）。其原理是，通过血压计的袖带在动脉外施加压力，改变血管口径和血流，产生 Korotroff 音，根据 Korotroff 音音质和强度的变化来判断血压数值。通常血液在血管内流动时没有声音，但当血流经过血管狭窄处，形成涡流，撞击血管壁时，即可发出 Korotroff 音。当缠于上臂的袖带内的压力超过收缩压时，可完全阻断肱动脉内的血流，此时听诊器听不到声音，该侧桡动脉脉搏也不可触及。在袖带内压力比肱动脉的收缩压稍低的瞬间，血液在动脉压作用下，突破袖带压进入肱动脉，形成涡流，通过听诊器即可听到 Korotroff 音，同时可触摸到桡动脉脉搏，此时袖带内的压力读数即为收缩压。当袖带内的压力降至等于或稍低于舒张压时，肱动脉内血流恢复，听诊音消失或变调，此时袖带内压力即为舒张压。心率测量可以通过计数单位时间内桡动脉的搏动次数来完成。

【实验对象】

健康志愿者。

【实验材料】

血压计，听诊器。

【实验内容】

1. 熟悉血压计的结构　血压计有两种，即水银式及表式。两种血压计都包括三部分：袖带、橡皮球和测压计。水银式血压计在使用时需先排净袖带内的空气，打开水银柱底部的开关。

2. 测量动脉血压的方法

（1）受试者坐位，脱去一侧衣袖，静坐至少 5 min。

（2）受试者前臂伸平，置于桌上，令上臂中段与心脏处于同一水平。将袖带缠卷在肘窝上方 2 cm 处，松紧度适宜，以能插入两指为宜。

（3）于肘窝处靠近内侧触及动脉脉搏，将听诊器胸件放置在上面。

（4）一手轻压听诊器胸件，一手紧握气囊向袖带内充气，使水银柱上升到听不到"听诊音"（Korotroff 音）时，再继续充气使水银柱上升 20～30 mmHg。随即松开气阀门，徐徐放气，以降低袖带内压，在水银柱缓慢下降的同时仔细听诊。突然出现"崩崩"样的"听诊音"（Korotroff 音）时，测压计上所示水银柱刻度即代表收缩压。

（5）继续缓慢放气，这时"听诊音"（Korotroff 音）发生一系列的变化，先由低而高，而后由高突然变低钝，最后则完全消失。在"听诊音"（Korotroff 音）由高突然变低钝这一瞬间，测压计上所示水银柱刻度即代表舒张压。

血压常以"收缩压/舒张压"的形式记录，例如收缩压为 120 mmHg，舒张压为 70 mmHg，则记为 120/70 mmHg"。

3. 测量心率的方法　计数 30 s 内桡动脉的搏动次数，并重复 2 次，取平均值计算心率，单位为次/min。

4. 测定项目记录

（1）测定安静坐位状态下的血压、心率值。

（2）做快速蹲起运动 1 min，速度可控制在男：40 次/min；女：30 次/min。测定运动后即刻（0 min）、5 min 及 10 min 的血压和心率值（表 9-5）。

表 9-5　运动对人体血压及心率的影响

项目	安静坐位	运动后 0 min	运动后 5 min	运动后 10 min
收缩压（mmHg）				
舒张压（mmHg）				
心率（次 /min）				

【注意事项】

1. 室内必须保持安静，以利听诊。

2. 袖带不宜缠绕得太松或太紧，听诊器胸件置于肱动脉上时不可压得太重，不得与袖带接触，更不可塞在袖带下。

3. 动脉血压通常连续测 2～3 次，每次间隔至少 30 s。重复测定时袖带内的压力须降到零位后方可再次充气。一般取两次较为接近的数值为准。发现血压超出正常范围时，应让受试者休息 10 min 后复测。

4. 血压计用毕，应将袖带内气体排尽，卷好，放置盒内。将测压计向右略倾斜，使管内水银退回储槽内，然后关闭，防止水银外泄。

【讨论】

1. 测量血压时，受试者将手臂垂下测量，血压是否有变化？

2. 直接测压法和间接测压法各有何优劣？

【知识拓展】

高　血　压

高血压是心脑血管疾病最重要的危险因素。20 世纪以来我国高血压患病率总体呈现上升趋势。根据《中国高血压防治指南（2018 年修订版）》，高血压定义为：未使用降压药物的情况下，收缩压（SBP）≥140 mmHg 和（或）舒张压（DBP）≥90 mmHg。根据血压升高水平，进一步将高血压分为 1 级、2 级和 3 级（表 9-6）。

表 9-6　血压水平的分类

分类	收缩压（SBP, mmHg）		舒张压（DBP, mmHg）
正常血压	< 120	和	< 80
正常高值	120～139	和（或）	80～89
高血压	≥140	和（或）	≥90
1 级高血压	140～159	和（或）	90～99
2 级高血压	160～179	和（或）	100～109
3 级高血压	≥180	和（或）	≥110
单纯收缩期高血压	≥140	和	< 90

注：当收缩压和舒张压分属不同级别时，以较高的级别作为标准。

2017 年美国心脏病学会等 11 个学会提出新的高血压诊断标准（≥130/80 mmHg）和治疗目标（<130/80 mmHg），这对于高血压早期防治具有积极意义。

（赵　跃　秦　燕）

第六节　不同状态下人体肺通气功能检测

Section Ⅵ　Human pulmonary ventilation test under different condition

【课前思考】

1. 肺通气功能常用指标有哪些？

2. 肺活量和用力肺活量在反映肺通气功能上有何异同？

【实验目的】

1. 学会人体呼吸运动的描记方法。

2. 了解人体肺活量、用力肺活量、最大自主通气量的测定原理，理解各项肺通气功能指标的生理意义。

【实验原理】

人体各系统、器官、组织、细胞每时每刻都在消耗氧，机体只有在氧供应充足的情况下才能正常工作。机体内部氧供给全部依靠肺的呼吸来获得，在呼吸过程中，肺不仅要摄入氧气，还要将体内代谢产生的二氧化碳排出。在高等动物和人体，呼吸过程由三个相互衔接的环节来完成：①外呼吸或肺呼吸，包括肺通气（外界空气与肺之间的气体交换过程）和肺换气（肺泡与肺毛细血管之间的气体交换过程）；②气体在血液中的运输；③内呼吸或组织呼吸，即组织换气（血液与组织、细胞之间的气体交换过程），有时也将细胞内的氧化过程包括在内。

肺活量（vital capacity，VC）是指尽力最大吸气后完全呼出的最大气量。正常成年男性的肺活量约为 3 500 mL，女性约为 2 500 mL。

用力肺活量（forced vital capacity，FVC）是指深吸气至肺总量位后以最大力量、最快速度所能呼出的全部气量。第 1 秒用力呼气量（FEV_1）是指最大吸气至肺总量位后，用力呼气第 1 s 内的呼出气量。正常人 3 s 内可将肺活量全部呼出，第 1、2、3 s 所呼出累积气量分别占 FVC 的 83%、96%、99%。

【实验对象】

健康志愿者。

【实验材料】

1. 实验器材　HWS0601 无线人体生理信号采集系统，呼吸流量传感器，一次性吹嘴，棉球，宽束胸带，鼻夹。

2. 实验试剂　医用酒精。

【实验内容】

1. 实验准备　启动 HPS-100 人体生理实验系统软件，选择"呼吸系统"实验。受试者实验前准备：挺胸坐直于椅子上，双脚着地，头部保持自然水平或稍微上仰，勿低头弯腰俯身。先做简单测试，即受试者进行简单呼气和吸气运动，记录曲线并进行调试，待曲线显示稳定后即可进行后续实验。

2. 肺活量测定　受试者放松状态下，紧咬一次性吹嘴，同时用鼻夹将鼻翼夹紧，防止口角和鼻孔漏气。平静呼吸记录平稳的潮气呼吸至少 3 次后，受试者在平静呼气末做最大深吸气至肺总量位，之后再做最大呼气至残气位，即最大深吸气后做最大程度深呼气，此时通过仪器所记录的呼气量即为肺活量。计算 1 min 呼吸次数（BPM），测定单次呼吸的容量、潮气量（VT），计算每分通气量（VE），测定补吸气量（IRV）和补呼气量（ERV），计算余气量（RV）。

注意：测定补呼气量时，标记应置于正常呼气结束处（波谷）；测定补吸气量时，标记应移至正常吸气结束处（波峰）。

3. 用力肺活量测定　受试者进行数次平静呼吸后，随口令做最大限度的吸气，吸气末屏息 1 s，然后立刻用最大力气和最快速度爆发式呼气，直至残气位，即不能继续呼出气体为止，该呼出气量即为用力肺活量（FVC）。记录曲线，并测量用力呼气第 1 s、第 2 s、第 3 s 的累积呼气量，即第 1 s 用力呼气量（FEV_1）、第 2 s 用力呼气量（FEV_2）、第 3 s 用力呼气量（FEV_3）。结果评价标准：正常成年人 FEV_1/FVC 约为 83%，FEV_2/FVC 约为 96%，FEV_3/FVC 约为 99%。用力肺活量是肺通气功能动态指标，能反映气道阻力情况。

4. 最大自主通气量测定　受试者平静呼吸数次后，在 15 s 内以尽可能快的速度和尽可能深的幅度重复做最大自主呼吸，记录呼吸曲线并计算 15 s 内吸入或呼出的气体总量，然后乘以 4 即为最大自主通气量（MVV）。

5. 气道阻力增大实验（模拟慢性阻塞性肺疾病、支气管哮喘等）　将测试用的通气管连接气道阻力调节器，使通气管的管径缩小为原来的二分之一，模拟气道狭窄。重复步骤 3，测定并记录用力肺活量，与正常用力肺活量进行比较分析。

6. 限制性肺部疾病模拟实验（限制胸廓活动幅度）　用宽束胸带缠绕在胸廓自腋下到胸骨剑突处，在正常呼气末绑紧束胸带，受试者只能做小幅度呼吸以模拟限制性肺部疾病。再次测定受试者肺活量、用力肺活量，并与正常时测得数据进行比较分析。

7. 改变通气管长度实验（模拟不同无效腔状态）　在呼吸流量传感器和吹嘴之间加装不同长度的通气管，即增加气道无效腔长度和容积，然后分别记录肺活量、用力肺活量，与正常状态的结果进行比较分析。

【注意事项】

1. 受试者自愿参与实验，并将自身健康情况告知，有呼吸系统感染症状者，不能参与实验。

2. 受试者穿着松紧适宜，以免限制呼吸运动。

3. 采用一次性吹嘴，并对通气管消毒，防止交叉感染。测定时，要咬紧一次性吹嘴，夹闭鼻翼，防止嘴角和鼻孔漏气。

【讨论】

1. 慢性阻塞性肺疾病患者和正常人相比，测得的肺活量和用力肺活量指标有何异同？

2. 增加无效腔，肺通气功能发生哪些变化？

【知识拓展】

慢性阻塞性肺疾病

慢性阻塞性肺疾病（chronic obstructive pulmonary disease，COPD）是一种常见的以持续气流受限为特征的可以预防和治疗的疾病。其确切病因尚不清楚，一般认为与慢性支气管炎和阻塞性肺气肿发生有关的因素都可能参与慢性阻塞性肺疾病的发病。已经发现的危险因素大致可以分为外因（即环境因素，如吸烟、粉尘、空气环境）与内因（即个体易患因素）两类。肺功能是判断气流受限的主要客观指标。第 1 s 用力呼气量占用力肺活量百分比（FEV_1/FVC）是评价气流受限的一项敏感指标。第 1 s 用力呼气量占预计值百分比（$FEV_1/$预计值）是评估 COPD 严重程度的良好指标。

（赵　贝　苏　娟　黄　武）

第七节　血型鉴定和交叉配血试验

Section Ⅶ　Blood group identification and cross matching test

【课前思考】

1. 如果有标准 A 型红细胞和标准 B 型红细胞，但无标准血清，能否进行血型鉴定？

2. 献血对人体有损害吗？

【实验目的】

1. 学会 ABO 血型鉴定的原理及方法。

2. 学会交叉配血试验的方法，并能对交叉配血试验的结果进行判断和应用。

3. 了解血型鉴定在临床输血中的重要意义。

【实验原理】

血型（blood group）通常是指红细胞膜上特异性抗原的类型。至今已发现 35 个不同的红细胞血型系统，而与临床关系最为密切的是 ABO 血型系统和 Rh 血型系统。

ABO 血型系统根据红细胞膜上存在 A 抗原（A 凝集原）和 B 抗原（B 凝集原）的不同，将血液分为 A、B、AB、O 四种类型。红细胞膜上只含 A 凝集原者为 A 型，只含 B 凝集原者为 B 型，含有 A 与 B 两种凝集原者为 AB 型，A 和 B 两种凝集原都没有者为 O 型。不同血型的人，其血清中含不同的抗体（又称凝集素），但不含有与其自身红细胞凝集原相对应的凝集素（表 9-7）。相应的凝集原与凝集素相遇（A 凝集原与抗 A 凝集素相遇，或 B 凝集原与抗 B 凝集素相遇），将发生凝集反应（agglutination reaction），它实际上是一种抗原抗体反应。此时，肉眼或镜下可见红细胞聚集成块，摇动或搅拌均不能使红细胞再散开。

血型鉴定是用已知的凝集素（抗 A 凝集素、抗 B 凝集素）测定受试者红细胞膜上未

表 9-7　ABO 血型的类型及其对应的凝集原和凝集素

血型	红细胞凝集原（抗原）	血清凝集素（抗体）
O 型	无	抗 A、抗 B
A 型	A	抗 B
B 型	B	抗 A
AB 型	A、B	无

知凝集原的类型，从而判定受试者的血型。这种方法称正向定型法。与此相反，将受试者的血清与已知血型的红细胞（含 A 凝集原、B 凝集原）相混合，从而测知受试者的血清中有无抗 A 凝集素或抗 B 凝集素，并根据血清中所含凝集素的种类判定其血型，这种方法称为反向定型法。只有当正向定型结果与反向定型结果相吻合时，才能确认受试者的 ABO 血型。

交叉配血试验是将受血者的红细胞与血清分别同供血者的血清与红细胞混合，观察有无凝集现象。为确保输血安全，在血型鉴定后必须再进行交叉配血，如无凝集现象，两者之间方可进行输血。

【实验对象】

健康志愿者。

【实验材料】

1. 实验器材　采血针，双凹玻片，滴管，微量吸管，小试管，试管架，牙签，消毒注射器及针头，消毒棉签，显微镜，离心机。

2. 实验试剂　抗 A 试剂，抗 B 试剂，A 型红细胞悬液，B 型红细胞悬液，生理盐水，1% 碘伏。

【实验内容】

1. ABO 血型鉴定

（1）正向定型法——玻片法

1）在双凹玻片的两侧，分别标明 A 与 B。将抗 A 试剂、抗 B 试剂各 1 滴，分别滴于玻片两侧（注意严防两种试剂接触）。

2）1% 碘伏棉签消毒受试者左手无名指腹，用消毒采血针刺破皮肤，待血液流出后，用两根灭菌牙签蘸取少量血液，分别置于双凹玻片上的抗 A 试剂、抗 B 试剂中，并轻轻搅拌使两者混匀。

3）室温下放置 10 min 后用肉眼观察有无凝集现象。若液体变得清亮，底部可见细沙状沉淀，晃动后不散开，表示发生了凝集现象。若液体始终混浊，虽有红色沉淀，但晃动玻片后即呈云雾样散开，表示无凝集现象。如判定凝集现象有疑虑，须在显微镜下进一步观察。

4）根据有无凝集现象判定受试者的血型（表 9-8）。

（2）反向定型法——试管法

1）1% 碘伏棉签消毒受试者肘窝部，用消毒注射器抽取肘静脉血液 2 mL。血液凝固后，离心析出血清备用。

2）取干净小试管 2 支，分别标明 A 和 B。将已知的 A 型红细胞悬液、B 型红细胞悬液分别滴 1 滴于试管内。

3）将制备好的受试者血清用滴管分别再滴 1 滴于两试管内，充分混匀。

4）室温放置 5 min，离心 1 min（1 000 r/min）。取出试管后用手指轻弹管底，使沉淀物被弹起，在良好的光源下观察结果。轻弹管底时，若沉淀物成团漂起，表示发生凝集现象；若沉淀物之边缘呈烟雾状逐渐上升，最后使试管内液恢复为红细胞悬液状态，表示无凝集现象。

5）根据有无凝集现象判定受试者的血型（表 9-8）。

表 9-8　ABO 血型鉴定结果

受试者	正向定型		反向定型	
	抗 A 试剂	抗 B 试剂	A 型红细胞悬液	B 型红细胞悬液
结果				

注："+"表示凝集，"-"表示不凝集。

2. 交叉配血试验——试管法

（1）制备红细胞悬液与血清。以 1% 碘伏消毒皮肤，用消毒的干燥注射器抽取受血者静脉血 2 mL。取 1 滴加入装有 1 mL 生理盐水的小试管中，制成红细胞悬液，其余血液装入另一小试管中，待其凝固后离心出血清备用。以同样方法制成供血者的红细胞悬液与血清。

（2）取两支洁净的试管，分别标记主侧和次侧。

（3）在主侧管内加 1 滴受血者血清和 1 滴供血者红细胞悬液，次侧管内加 1 滴供血者血清和 1 滴受血者红细胞悬液，轻轻混匀，随后离心 1 min（1 000 r/min）。

（4）观察结果，主侧和次侧管内红细胞均不溶血或不凝集，表明受血者和供血者血液交叉配血相容；任意一侧试管或两侧试管内均出现红细胞溶血或凝集，则表明受血者和供血者血液交叉配血不相容。

（5）主侧发生溶血或凝集，为配血不合，不能输血。如果仅次侧发生溶血或凝集，则在紧急情况下可少量而缓慢地输血，但应密切观察，一旦发生输血反应即应立刻停止输注。

【注意事项】

1. 红细胞悬液及标准血清须新鲜，因污染后可产生假凝集。

2. 肉眼看不清凝集现象时，应在低倍显微镜下观察。

3. 注意区别红细胞凝集和聚集，后者加一滴生理盐水混匀可分散，前者不能分开。

4. 判断红细胞是否凝集，要有一定时间（一般要 10～15 min），尤其是室温低时，凝集所需时间更长。

【讨论】

1. 根据自己的血型，你能接受何种血型的血液和能给何种血型的人输血，并说明理由。

2. 为什么血型相同的人之间输血仍要做交叉配血试验？

【知识拓展】

输血的类型

输血是一种重要的治疗方法，被广泛应用于临床各科，对改善病情、提高疗效、减少死亡具有重要意义。1998 年 10 月 1 日起我国正式实施《中华人民共和国献血法》，以保障献血者和受血者身体健康，保障输血本身的安全性和血液质量。

根据供血者的不同，输血分为异体输血和自体输血。异体输血是在患者需要时，安全输入与患者血型相同的他人（多数为献血者）提供的血液或血液成分。异体输血适用于多种临床需血状态。自体输血是事先抽取患者一部分的血液或血液成分予以保存，在其需要时回输给本人的一种较安全的输血方法。该种输血方法可避免血液传播疾病，避免同种异体输血引起的同种免疫反应和可能的差错，同时还可节约血源，缓解血液供需矛盾。近些年来，自体输血发展迅速，特别是重组人红细胞生成素在自身供血中的应用，使自体输血更容易被接受。

（李　娟　秦　燕）

第八节　人体心音听诊

Section Ⅷ　Auscultation of heart sound

【课前思考】

1. 什么是听诊器？其结构和常见种类有哪些？

2. 心音产生的原理是什么？心音听诊有何重要的临床应用价值？

3. 心脏的电活动与心脏的机械活动有什么关系？

【实验目的】

1. 学会心音听诊的方法，了解心音产生的原理。

2. 理解正常人体心音的特点，掌握听诊要领。

【实验原理】

在心动周期中，心肌收缩、瓣膜启闭、血液流速改变形成的湍流和血流撞击心室壁及大动脉壁引起的振动都可通过周围组织传递到胸壁，用听诊器即可在胸部某些部位听到相应的声音，称为心音。

心音发生在心动周期的一些特定时期，其音调和持续时间也有各自不同的特征。正常人在一次心搏过程中可产生 4 个心音，即第一、第二、第三和第四心音。通常用听诊器只能听到第一和第二心音，在某些青年人和健康儿童可听到第三心音。第一心音由房室瓣关闭触发，标志着心室收缩的开始，在心尖搏动处（左第 5 肋间锁骨中线）听诊最为清楚，其特点是音调较低，持续时间较长。第二心音标志着心室舒张的开始，在胸骨右、左缘第 2 肋间（即主动脉瓣听诊区和肺动脉瓣听诊区）听诊最为清楚，其特点是音调较高，持续时间较短。

【实验对象】

健康志愿者。

【实验材料】

听诊器，体检床。

【实验内容】

1. 确定听诊部位

（1）受试者取仰卧位，检查者站于体检床右侧；也可取坐位，检查者坐于受试者对面。受试者解开上衣，暴露前胸壁，面向亮处。

（2）以胸骨角（平对第 2 肋）、锁骨等体表标志，确定心音听诊部位。

（3）心脏瓣膜听诊区是指心脏各瓣膜开闭时产生的声音传导至体表，听诊最清楚的部位。心脏瓣膜听诊区是根据各瓣膜产生的声音沿血流方向传导到胸壁的不同部位来确定的，因而与各瓣膜的解剖位置并不完全一致。传统的心脏瓣膜听诊区分为四个瓣膜五个区（图 9–28）。

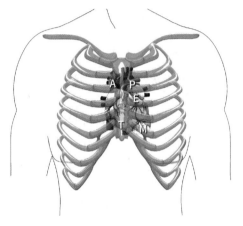

图 9–28　心音听诊的各个位置

1）二尖瓣区（M）：位于心尖部，即左侧第 5 肋间锁骨中线稍内侧。

2）肺动脉瓣区（P）：位于胸骨左缘第 2 肋间。

3）主动脉瓣区（A）：位于胸骨右缘第 2 肋间。

4）主动脉瓣第二听诊区（E）：位于胸骨左缘第 3 肋间。

5）三尖瓣区（T）：位于胸骨右缘第 4 肋间或剑突下。

2. 听诊心音

（1）检查者戴好听诊器，以右手拇指、示指和中指轻持听诊器头（胸件），置于受试者胸壁皮肤上，按二尖瓣区→肺动脉瓣区→主动脉瓣区→主动脉瓣第二听诊区→三尖瓣区顺序依次听诊。

（2）听诊心音时，可用手指同时触诊心尖搏动或颈动脉搏动。根据心音性质、间隔长短、与心搏或颈动脉搏动的关系，区分第一、第二心音。

（3）比较不同听诊区两个心音的声音强弱，计数心率。

（4）进一步听诊心律是否规整，分辨有无杂音及心包摩擦音等。

3. 第一心音与第二心音的鉴别要点

（1）第一心音持续时间较长而音调较低，第二心音持续时间较短而音调较高。

（2）第一心音与第二心音的时间间隔较短，而第二心音与第一心音的时间间隔较长，即心室舒张期较收缩期长。

（3）第一心音与心尖搏动同时出现，与颈动脉搏动几乎同时出现。不宜用桡动脉搏动来辨别第一心音，因为自心室排出血液至桡动脉搏动需一段时间，所以桡动脉搏动晚于第一心音。

（4）心尖部第一心音较强，而心底部第二心音较强。

一般情况下第一心音和第二心音的辨别并不困难，但在某些病理情况下，如心率加快，导致心脏的舒张期缩短，心音间的间隔差别不明显，同时音调也不易区别，则需利用心尖搏动或颈动脉搏动帮助辨别。如仍有困难，心底部尤其是肺动脉瓣区清晰的第二心音则有助于区分第二心音和第一心音，进而帮助确定收缩期和舒张期。

【注意事项】

1. 保持实验室安静，以利听诊。如呼吸音影响听诊，可让受试者暂停呼吸。

2. 为更好地辨别心音，有时可让受试者改变体位。

3. 听诊器的耳器方向应与外耳道方向一致（向前），按压听诊器的胸件不宜过紧或过松。胶管等勿与其他物体摩擦，以免产生杂音影响听诊效果。

【讨论】

1. 心音听诊区是否就是各个瓣膜解剖位置在胸壁上的投影点？

2. 第一心音和第二心音是如何产生的？

3. 心音听诊的听诊要领及临床意义分别是什么？

【知识拓展】

心 音 改 变

心音改变包括：心音强度改变、心音性质改变和心音分裂。

1. 心音强度改变　除肺含气量多少、胸壁或胸腔病变等心外因素及是否有心包积液外，影响心音强度的主要因素是心肌收缩力与心室充盈程度（影响心室内压增加的速率）、瓣膜位置的高低、瓣膜的结构和活动性等。

2. 心音性质改变　心肌严重病变时，第一心音失去原有性质且明显减弱，第二心音也变弱，两者极相似，可形成"单音率"。当心率增快，收缩期与舒张期时限几乎相等时，听诊音似钟摆声，又称"钟摆律"或"胎心律"。

3. 心音分裂　正常生理条件下，心室收缩或舒张时两个房室瓣或两个半月瓣的关闭并非绝对同步，三尖瓣较二尖瓣延迟关闭 0.02~0.03 s，肺动脉瓣迟于主动脉瓣约 0.03 s。当第一心音或第二心音的两个主要成分之间的间隔延长，导致听诊时出现心音分裂为两个心音的现象，即为心音分裂。

（胡亚荣）

数字课程学习

✎ 自测题

第十章

实 验 研 究

科学研究的目的是探索未知领域，发现新事物、新现象，揭示新规律，提供新认识，建立新方法，开拓新领域，最终目的在于创新。科学研究与教学的实验课不同，不是重复、验证与检验已有的知识。

实验研究有一定的程序，其基本次序包括科研选题、实验设计、实验准备、预备实验（预试）、正式实验，以及实验结果的整理、分析、判断，最终得出结论直至完成论文。科学实验研究的设计要求：研究目标要明确，构思要新颖，立论要依据充分，实验方法和观察指标选择要恰当。

第一节 科 研 选 题

Section Ⅰ Selection of scientific research subjects

实验研究的目的在于用实验手段解决科学问题，所以首先要提出一个明确的科学问题，即立题。立题是确定所要研究的课题，是科研中的首要问题，在实验设计中极其重要，具有战略意义。只有课题选得准、立得牢，研究工作才有可能取得有意义的成果。立题的过程是科学的创造性思维过程，它包括选题和建立假说。

一、选题原则

1. 充分的科学性　科学性就是客观真理性或真实性。所立题目要有充分的科学依据，与已有的科学理论和科学规律及定律相符。科学性主要取决于它能否"为以后的科学实践所证实"（可重复性）和能否用以"能动地改造世界"（可操作性），即人们按论文所叙述方法重复实践的结果是否符合预期结果，结果能否用来确切回答和解决有关的问题。

2. 明确的目的性　目的性即明确、具体地提出所要解决的问题，特别是有意义的问题。一个研究项目所包含的内容不宜过多，最好集中解决 1～2 个问题，题目不宜过大，切忌包罗万象。

3. 创新性和先进性　科学实验的灵魂在于其创造性、新颖性和先进性，简单重复没有创新性的实验毫无价值。因此，立题要有新意，要在对相关资料进行综合分析的基础上，进行创造性思维，找出要解决问题的关键所在，最后确定研究课题。

科研结果的创新性首先取决于设计时的思路，主要包括选题的方向性和解决办法的创新性。创新性的前提是对有关科学发展的历史、现状和趋势的了解和掌握。要了解所选课题在学科发展中是否具有"前沿性",尤其要了解本课题是否针对他人研究工作中的薄弱环节,本课题的预期结果是否可以填补他人研究工作中的空白。

先进性有两方面的内容:一是实践水平,如疗效水平、技术水平;二是理论水平,如阐明疗效机制及拓展其他理论的深度和广度。科研论文的实践水平是否先进,要与世界各国或国内各地类似课题达到的水平相比较,才能予以评定。此外,简、便、廉、效而且安全,也是先进性的一个重要标志。

由上述可知,一个好的选题要具备充分的科学性、明确的目的性、创新性、先进性及可行性。

二、文献查阅

科学研究要立足于资料与事实。因此,在进行某个问题的研究之前,先要充分地搜集和掌握与所要研究的问题有关的一切资料与事实。它的作用有以下两点。

1. 了解这个问题的研究成果、研究动态、发展历史和现状,明确前人及他人对本课题有关问题已做的工作,避免重复劳动,并以此作为选择和确定研究课题的依据。

2. 为研究提供科学的论证依据和研究方法,使研究方法建立在可靠的资料基础上。

三、假说建立

科学研究的目的是要解决科学问题。为了解决科学问题,人们根据已知的科学事实和科学原理,对所研究的问题及其相关的现象作出一种猜测性的陈述或假定性的说明,就是假说。假说是实验研究中重要的理论准备,有了假说,实验设计才会更具有目的性、计划性和预见性,实验者在实验过程中才能发挥其主观能动性。

第二节 实验设计

Section Ⅱ Design of experiment

实验设计就是制订实验研究的计划和方案,包括实验具体内容、实验方法、实验进度等的安排,是实施实验的前提和依据,是提高实验研究质量的保证。实验设计的目的包括以下三点:①有效地控制干扰因素,保证实验数据的真实性、可靠性和精确性;②节省人力、物力、财力和时间;③尽量安排多因素、多剂量、多指标的实验,提高实验效率。

一、实验设计的三大原则

1. 对照与均衡原则 在设立实验组的同时必须设立对照组,其意义在于:①鉴别处理因素与非处理因素之间的差异;②消除和减少实验误差。对照应符合均衡原则(即齐同可比原则),就是在相互比较的各组之间(实验组与对照组、实验组与实验组间),除了要研究的处理因素需作有计划的安排外,其余因素,特别是可能影响实验结果的因素,如动物的数量、种系、性别、年龄、体重,所用仪器、药品,实验环境等,要尽量相同,这样才能有效减小实验误差。

2. 随机原则　随机指分配于各组的实验对象是从实验纳入的受试总体中任意抽取的（机会均等）。通过随机化，一是尽量使抽取的样本能够代表总体，减少抽样误差；二是使各组样本的条件尽可能一致，消除或减少组与组之间人为分配产生的误差，从而使处理因素产生的效应更加客观，便于得出正确的结果。注意随机不是任意。随机化的方法很多，如采用抽签、随机数字表等。

3. 重复原则　重复是保证科研结果可靠性的重要措施。由于实验对象的个体差异等原因，一次实验结果往往不够确实可靠，需要多次重复实验方能获得可靠的结果。为了提高实验的可重复性，首先要求实验本身具有足够重复的次数，同时应尽可能减少干扰因素对实验的影响，将可能影响实验的因素尽可能地控制一致。

二、实验设计的三大要素

1. 实验对象　在生物医学研究中，实验对象包括人体、动物、离体脏器、原代分离而得的活细胞和在实验室中已长期培养的细胞或细菌。人体作为实验对象的最大优点是排除了种属差异，其所获得的结果及所得结论可直接用于临床，但其缺点是研究方法受到一定限制，不能随意施加处理因素，实验条件难以控制。此外，基于人道主义和安全等理由，有关疾病的大部分实验研究并不能直接在人体中进行，而往往选用动物作为研究对象。因此，机能学实验课程中的实验对象以实验动物为主。

实验动物选择合适与否与实验成败及误差大小有很大关系。实验动物的选择一般遵循以下几个原则。

（1）选用与人的机能、代谢、结构及疾病特点相似的实验动物。

（2）选用对实验敏感或患有人类疾病的动物。

（3）选用解剖、生理特点符合实验要求的动物，动物的健康状态和营养状况必须良好。

（4）选用与实验设计、技术条件、实验方法及条件相适应的动物品种。

（5）最好选用年龄一致或接近、体重一致或相近的动物，而且一般应选择发育成熟的年轻动物。

（6）动物的性别最好相同，对性别要求不高的实验可雌雄各半；与性别有关的实验，只能用某一性别的动物。

（7）伦理原则和经济费用也应考虑。

2. 处理因素　实验研究的特点之一是研究者可以人为设置处理因素。处理因素可以是物理因素如电刺激、手术等，也可以是化学因素如药物等，亦可以是生物因素如细菌、病毒等。在确定处理因素时应注意以下几点。

（1）抓住实验的主要因素：根据实验目的确定实验的主要因素为单因素或多因素。处理因素过多会出现实验分组过多、方法繁杂、动物样本数增多、实验时间难以控制等问题，而处理因素过少则又难以提高实验的深度和广度。

（2）确定处理因素的强度：处理因素的强度即处理因素量的大小，如药物剂量、电刺激的强度等。处理因素的强度大小可在参考文献或以往研究的基础上，再结合预备实验的情况加以确定。根据实验要求，有时同一处理因素可设置为几个不同的强度。需要注意的是，同一处理因素的强度设置也不宜过多。

（3）处理因素的标准化：为保证实验结果的稳定和可靠，处理因素在整个实验过程中应保持不变，即标准化。如药物的生产厂家、批号、纯度等，电刺激的强度、持续时间、频率等应始终一致。

（4）重视非处理因素：由于非处理因素（干扰因素）在一定程度上也会影响实验结果，因此，在实验设计和实验过程中应对这些干扰因素如动物的年龄、性别、病情轻重、病程急缓等加以控制。

3. 观察指标　在实验设计中，选取恰当的观察指标十分重要。指标是在实验中用来反映研究对象中某些特征性的、可被研究者或仪器感知的特征和现象的标志。医学实验指标就是反映实验对象所发生的生理或病理现象的标志。指标可分为主观指标和客观指标、计数指标和计量指标、机能学指标和形态学指标、直接指标和间接指标、绝对指标和相对指标，以及综合性指标和专一性指标等。所选取的指标必须反映本课题的构思，必须与课题的研究目标密切相关，而不是一味求新、求全。所选定的指标，应符合以下基本条件。

（1）特异性：指能特异地反映所观察事物的本质，即能特异地反映某一特定的现象，不至于和其他现象混淆。如研究高血压时，选用血压这个指标就比较特异；而研究肾疾患时，尿常规及肾功能指标相对于血压这个指标就显得更为特异。特异性低的指标容易造成假"阳性"，即本不应出现的现象却出现了。

（2）客观性：即可用具体数值或图像表达的指标，如血压、心电图等指标，相对于研究者的目测等指标更为客观。

（3）灵敏性：指标的灵敏度是极其重要的。指标的灵敏度与测定方法或仪器的灵敏度有关。方法不灵敏，本应测出的变化就有可能测不出来，会出现假"阴性"。当然，并非所有的实验都需要高灵敏度的指标，因为高灵敏度的指标也会带来诸如方法复杂、稳定性欠佳、实验费用过高等问题。

（4）重现性：好的指标一般无偏差或偏差小、误差小，能较真实地反映实际情况。重现性的大小与仪器的稳定性、操作误差、受试者的功能状态和实验环境等有关。选择重现性好的指标才能获得真实客观的结果。

（5）可行性：尽量选用既灵敏客观又切合研究者的技术和实验设备条件的指标。

（6）依据性（认可性）：现成（定型）指标必须有参考文献依据，而新创立的指标则必须经过专门的实验鉴定后方可使用。

三、实验方法的选用

在机能学实验中，实验方法是利用仪器等来观察实验动物机能、代谢和结构变化及其相互关系的一种主动活动。

1. 实验方法的种类　实验方法按性质可分为机能学和形态学方法，按学科可分为生理学、生物化学、免疫学等方法，按研究水平和研究层次可分为整体水平、器官及组织水平、细胞水平和分子水平等方法。

2. 实验方法的选择 应遵循先进性、经典性、协同性和创造性的原则。

总之，在选择实验方法时应根据实验目的、实验经费、实验技术条件等选用不同的方法，各层次的方法都可使用。要尽量做到所选择的实验方法能相互补充、互相印证，以期获得完整的结论。

第三节 实验实施和结果处理

Section Ⅲ Conduct of experiments and processing of results

一、实验实施

实验内容和实验方法确立之后，就应建立恰当的操作程序，落实每个方法的具体操作步骤，写出详细的操作规程（operating procedure），并在它的指导下进行实验。

1. 实验准备 是研究工作中非常重要的一环，是实验成败的关键之一。实验准备工作除了做理论准备外，还应包括仪器的准备、药品的选择、试剂的配制、实验动物的准备等。

2. 预备实验 任何新课题的实验研究，很难保证一开始就能做出周密的实验设计，而预备实验则是完善实验设计和保证正式实验成功必不可少的重要环节。预备实验是指根据实验设计要求，用较少的实验对象对主要实验和指标进行初步研究。它既是对研究假说的初步探索和非正式的验证，同时也是对初步确定采用的实验方法和操作步骤的演习。根据预备实验结果（包括教训）对研究假说、实验方法和操作步骤进行必要的修订或改进，从而为正式实验铺平道路。

3. 正式实验及实验结果的观察和记录 正式实验结果的观察要系统、客观、真实、精确，力戒主观片面；实验结果的原始记录要及时、完整、精确、实事求是，切忌用事后的整理记录来代替原始记录。原始记录的方式包括文字、数字、表格、图形、照片或视频等。原始记录要写明实验日期、实验项目、实验方法、实验条件、实验者，并记录好观察测量到的结果和数据等。

二、实验结果的整理、分析、判断及结论的形成

实验者在取得原始记录后，首先要整理原始资料，使之系统化、明确化。在对实验结果进行整理、分析、判断及下结论时，要注意以下几点：①对实验数据不能随意取舍；②选用合适的统计学方法；③不能按照实验者的主观偏性，人为地强求实验结果必须服从假说，而应根据实验结果去修正假说，使假说上升为理论；④不要小实验下大结论；⑤不要将实验性结果引申为临床的结论，结论要留有余地，证据不充分时，不要过早下肯定的结论；⑥下结论时不要搞错因果关系；⑦应紧紧围绕本实验作出严谨、精练、准确的结论。

第四节 实验论文的撰写

Section Ⅳ Experimental papers

实验论文的质量体现在研究水平和写作水平两个方面。论文的价值首先反映在研究内容的科学性、创新性、先进性及效益性。没有严谨的科研设计，缺乏真实新颖的实验资料，也就失去了撰写论文的基础。但是，对同样的研究内容和结果，也可能因写作水平的差异，写出质量不同的论文。通过多读、多思、多问、多写、多改，才能达到"层次清晰，数据无误，判断合理，论点明确，结论得当，文字通顺"的要求，才能准确、完美地阐明科研成果及其意义。

一、撰写论文的程序和要求

（一）撰写论文的程序

论文从准备撰写到正式发表一般都需要经过下列四项程序：实验资料准备，拟订撰写提纲，论文撰写，送审和回修。

1. 实验资料准备　实验资料必须认真核实并进行统计学处理。对实验结果的表述一般有图、照片、表格和文字概括等形式。为了说明某种观点或论证某一结果，常常需要引用文献，因此还须进行文献的收集、整理和查新。最后，从文献和实验结果出发，理清思路，提炼观点，提出结论。如果实验结果尚不能充分说明问题，必须及时补充必要的实验。

2. 拟订撰写提纲　实验论文一般包括文题、作者、摘要、关键词、引言、材料和方法、结果、讨论、参考文献9个部分。提纲的重点包括引言、材料和方法、结果、讨论等4部分。

3. 论文撰写　实验论文都不可能一次定稿，通常须经历起草、反复修改、定稿的过程。论文力求内容层次结构清晰，逻辑合理；文风言简意赅，行文流畅；专业术语、缩略语和计量单位使用规范等。

4. 送审和回修　论文定稿后，可选择相关刊物投稿。刊物编辑部将邀请有关专家对论文进行审阅，综合专家意见后，以编辑部名义对作者提出修改建议和要求。作者对编辑部的修改建议和要求应认真逐条修改。如果作者对修改建议有不同意见，则必须在寄回修改稿时，另附函详细说明理由和根据。

（二）实验论文的基本要求

实验论文要遵守期刊标准化和规范化的有关规定及所投期刊对形式的要求。因此，在投稿前须充分阅读该期刊的来稿须知，熟悉该期刊刊登的论文格式。

高质量的实验论文还须符合下列基本要求。

1. 科学性　体现在具有厚实可靠的研究背景，严谨周密的实验设计，正确合理的结论。要确保实验论文的科学性，首先应把握好实验设计的对照、随机和重复三大原则。除此之外，还应注意如下几点。

（1）被试因素是否符合自然科学的基本规律，其搭配是否合理，施加方法是否标准化、固定化。

（2）受试对象是否具有代表性，能否最大程度代表总体。

（3）观察指标是否合理可行，检测方法是否先进和精确。

（4）实验数据资料是否真实完整。

（5）统计学处理是否合理。

论文的科学性还体现在结论的合理、可靠。作者在对相关文献进行全面深入回顾的基础上，对实验结果进行合乎逻辑的严密的讨论推理，最后才能总结出恰如其分的结论。

2. 先进性和创新性　科学研究的灵魂在于创新，没有创新就没有发展。先进性是创新的前提和核心。创新性和先进性体现在是否采用或发明了新的研究方法和相关仪器，是否发现了新的实验结果，是否提出了新的理论或假说。

3. 实用性　主要是指论文的基本论点有无理论意义和应用价值，能否取得社会效益和经济效益，论文发表后的社会反应（包括引用与推广情况）如何，能否对科学发展起到推动作用等。

4. 可读性　实验论文是写给读者看的，优秀的论文应能吸引读者，让读者花较少的时间和精力来理解论文所表达的观点和结论。首先，论文整体应做到主题鲜明、思路清晰、言之有物，全文应紧紧围绕主题严密组织。其次，语言表述要力求简洁流畅、表达准确、层次分明，少用长句与疑难字、词，少用第一人称，切忌单纯罗列现象或大量引用与研究关系不大的文献，不能滥用非标准的缩略语。

二、实验论文的格式和撰写内容

（一）实验论文的格式

科研期刊有外文期刊和中文期刊两大类。

1. 外文期刊　"生物医学期刊投稿的统一要求"（uniform requirements for manuscripts submitted to biomedical journals）对生物医学期刊稿件格式提出了统一的要求。外文期刊投稿前须充分阅读这些要求和各刊具体的来稿须知（instructions for authors 或 information for contributions），也可参阅欲投稿期刊既往发表的论文格式。

2. 中文期刊　目前，国内中文期刊的投稿要求已与国际通用的"统一要求"逐步接轨，但是不同的专业期刊也都会结合具体条件，制订各自的约稿或投稿须知。因此，在投稿前应当熟悉欲投稿期刊的具体要求，避免因格式不符而被拒用。

（二）实验论文的撰写内容

完整的实验论文一般包括如下部分：题目、作者及作者单位、摘要、关键词、注释（必要时）、引言、材料和方法、结果、讨论、结论、参考文献、致谢（必要时）。

1. 题目　是全文的高度概括与总结。好的题目不仅能引起读者的兴趣，而且容易进入期刊索引杂志。题目应包括被试因素、受试对象、实验效应及变化特点等。应以最精炼的文字凝集全文关键信息，字数通常不超过 30 个字或 100 个英文印刷符号，非长不可时可用副题或分题来解决。

2. 作者与作者单位　作者是完成该研究工作并对论文负责的主要参加者。名次的排列应按照在整个科研过程中实际贡献的大小而定。作者单位与地址（包括邮政编码）应署论文研究工作完成期间的学术单位。

3. 摘要与关键词

（1）摘要：是论文核心内容的浓缩部分，也可以和题目一起独立出现于各种检索系统。实验论文的摘要包括目的、设计（分组与干预）、方法（观察指标和检测方法）、结果与结论，其中结论应是本实验结果的一级推理。其他作者的支持性工作和本研究的外延推理部分不应列在摘要中。摘要需控制在300字左右，不宜加入图表、公式，众所周知的专业术语尽量用缩写。

（2）关键词和主题词：关键词是表达论文主题的最关键、最主要的词或短语，而主题词是规范化的关键词，即《医学主题词表》（MeSH）中的词。列出关键词的目的，一是便于年终做主题索引，二是便于读者检索文献。关键词可选用3~10个，各词汇间空两格，英文关键词每个词第一个字母要大写。

4. 注释　论文首页的最下方一般可对下列需要说明的内容加以注释。

（1）科研任务来源，经费资助者。

（2）论文通讯作者联系方式及地址。

5. 引言　是正文最前面一段纲领性、序幕性及引导性短文。引言主要说明进行这项科研的意义和目的，立题的理论和实践依据，解决问题的关键，拟创新点，实验结果的理论与实践意义。引言的篇幅不宜过长，一般占全文的1/10。引言不同于摘要，研究的结论不要放到引言中。

6. 材料和方法　主要说明实验材料、方法和研究基本过程。这一部分是论文实验设计科学性和创新性的基础，也为他人重复和借鉴提供资料。

（1）实验对象：如是患者，应说明来自住院或门诊、性别、年龄、病情诊断依据、病程长短、并发症、用药及疗程、观察指标等。选择志愿者时应注明对照合理性。如是动物，则应说明种系、性别、年（周）龄、体重、饲养条件、健康情况、麻醉（药品、剂量、途径）及手术方法。使用动物模型时要简介复制方法。

（2）实验材料：实验中使用的化学试剂、实验仪器应说明名称、来源、规格、批号等。中草药还应注明学名、产地、制剂方法等。

（3）被试因素和观察指标：应描述被试因素和受试对象的组合原则、观察指标的特点和测定方法等。可按实验先后过程逐一介绍。

（4）统计学处理：应说明采用何种统计学处理方法与显著性判定标准。必要时应说明统计软件名称。

7. 结果　实验结果是科研论文的主体部分。实验结果叙述研究中发现的重要现象，揭示其中蕴含的规律，导出相应的结果和推论。结果部分可以用文字、统计图表和插图照片三种形式表达，既能说明问题又可节省篇幅。

8. 讨论　是对实验结果做出理论性综合分析和逻辑推理，回答引言中提出的问题，将实验结果升华为理论。因此，讨论部分能充分展示作者的科学素质、学术水平和文字功底。

9. 结论 多数期刊规定的格式中结论部分不再单独列出在正文中。通常在讨论的末尾回归主题对全文进行高度概括，提出既严谨恰当又留有余地的结论或小结。

10. 致谢 实验性科研离不开他人的帮助，在正文结尾，应对在本研究工作和论文写作中给予指导和帮助的单位和个人表示感谢。

11. 参考文献 是实验论文不可缺少的组成部分，它反映了作者对该研究领域前沿的跟踪程度，也为读者提供更多相关信息。

（何夏萍 赵 贝）

数字课程学习

📝 自测题 📖 设计性实验范例

参 考 文 献

［1］王庭槐.生理学［M］.9版.北京：人民卫生出版社，2018.

［2］信文君，周光纪.生理学［M］.4版.北京：科学出版社，2020.

［3］王建枝，钱睿哲.病理生理学［M］.9版.北京：人民卫生出版社，2018.

［4］王万铁，苏娟，金可可.病理生理学［M］.3版.北京：人民卫生出版社，2022.

［5］杨宝峰，陈建国.药理学［M］.9版.北京：人民卫生出版社，2018.

［6］万学红，卢雪峰.诊断学［M］.9版.北京：人民卫生出版社，2018.

［7］葛均波，徐永健，王辰.内科学［M］.9版.北京：人民卫生出版社，2018.

［8］陈孝平，汪建平，赵继宗.外科学［M］.9版.北京：人民卫生出版社，2018.

［9］秦燕，李永萍.血液系统疾病学［M］.北京：高等教育出版社，2021.

［10］朱大年.生理学（英文改编版）［M］.2版.北京：科学出版社，2020.

［11］秦川，谭毅.医学实验动物学［M］.3版.北京：人民卫生出版社，2021.

［12］李耀华，吴建新，周萍.机能学实验教程［M］.北京：高等教育出版社，2013.

［13］范小芳，龚永生.基础医学整合实验教程［M］.北京：高等教育出版社，2021.

［14］于利，王玉芳，范小芳.人体机能学实验［M］.北京：人民卫生出版社，2020.

［15］胡浩.机能实验学［M］.4版.北京：高等教育出版社，2021.

郑重声明

高等教育出版社依法对本书享有专有出版权。任何未经许可的复制、销售行为均违反《中华人民共和国著作权法》，其行为人将承担相应的民事责任和行政责任；构成犯罪的，将被依法追究刑事责任。为了维护市场秩序，保护读者的合法权益，避免读者误用盗版书造成不良后果，我社将配合行政执法部门和司法机关对违法犯罪的单位和个人进行严厉打击。社会各界人士如发现上述侵权行为，希望及时举报，我社将奖励举报有功人员。

反盗版举报电话　　（010）58581999　58582371

反盗版举报邮箱　　dd@hep.com.cn

通信地址　　北京市西城区德外大街4号　高等教育出版社法律事务部

邮政编码　　100120

读者意见反馈

为收集对教材的意见建议，进一步完善教材编写并做好服务工作，读者可将对本教材的意见建议通过如下渠道反馈至我社。

咨询电话　　400-810-0598

反馈邮箱　　gjdzfwb@pub.hep.cn

通信地址　　北京市朝阳区惠新东街4号富盛大厦1座　高等教育出版社总编辑办公室

邮政编码　　100029

防伪查询说明

用户购书后刮开封底防伪涂层，使用手机微信等软件扫描二维码，会跳转至防伪查询网页，获得所购图书详细信息。

防伪客服电话　　（010）58582300